移動中的冥想
MOVING MEDITATION YOGA MASSAGE

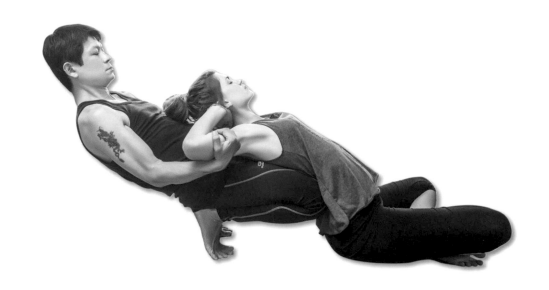

作者：KENNETH CHEN

國際被動瑜伽總會
INTERNATIONAL YOGA MASSAGE CENTER
in thai ayurvedic tradition

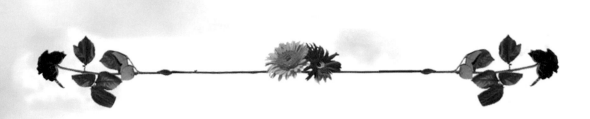

This book is devoted to my beloved mother and daughter Evan Mei Chen. Also dedicate to all the people I love and my sincere best wish to all who are learning from this ancient ayurvedic thai tradition. All my honor goes to the teachers who ever taught me before, and the people who influenced me the most in my career Kam Thy Chow with his teacher Asokananda.

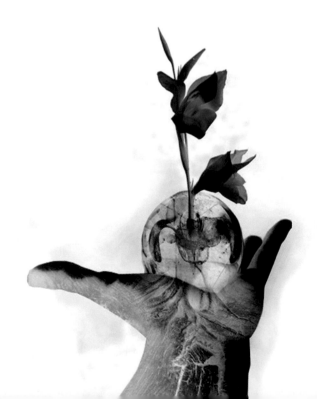

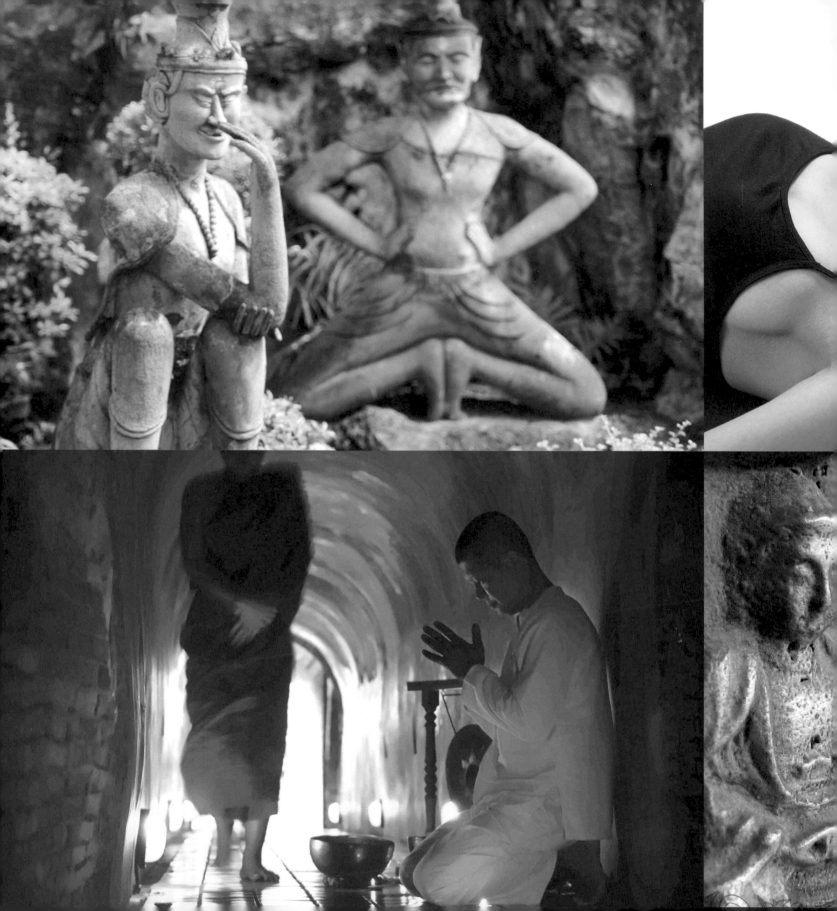

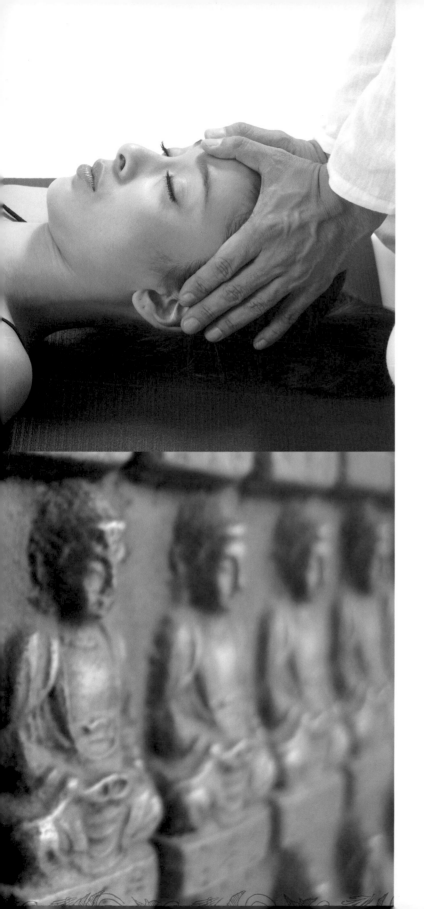

contents
目錄

自序   006

祈禱佛   010

什麼是被動瑜伽   020

被動瑜伽傳統醫學理論   028

簡易人體解剖圖   030

撣綫（Sen Lines）   033

三種督夏 Tridoshas   046

草藥球應用   055

靈氣   062

理療床上的被動瑜伽   066

當被動瑜伽遇上孕婦   074

被動瑜伽三人世界   076

被動瑜伽幸福伸展   078

與親人的被動瑜伽   079

四大基礎   082

冥想和慈愛

體式姿態

搖滾韻律

神經觸摸技巧

體式編排   100

坐姿

雙腳和單腳姿勢

單腿姿勢

雙腿姿勢

腹部，胸部，手臂和手的姿勢

側臥姿勢

背部位置姿勢

聲音按摩   136

從古至今被動瑜伽學習道德準則   142

自序

簡單來説，將瑜伽體式經典及泰式按摩完美結合的治療系統，我們稱它爲被動瑜伽。

起源于古印度的佛教寺廟。被動瑜伽的理論原則和理念是建立普拉納(nadis)的重要生命能量，有十個主要的能量綫（似中國經絡），還包含最重要的Marma人點，這類似于穴位。被動瑜伽使用這10條能量綫和點，通過引人入勝的肌肉伸展來釋放、清理、和平衡氣息及未解決的情感和情緒。這都基于瑜伽原則和思想并與感情、身體相結合。作爲一個融合了瑜伽、阿育吠陀、動作似于vinyasa、冥想及武術藝術的完美結合治療，被人們公認爲是一種氣血療法，而不是身體按摩。這是因爲傳統醫學遵循的，并非解剖學結構或生理學原則。這種獨特的改革治療系統，日益普及，即使在西方國家。

我們熟悉或不熟悉的治療系統有很多，例如：芳香療法、按摩、靈氣、日式指壓、氣功治療、深層組織按摩、捏脊和瑞典式按摩……在一個高超的治療者手中，這些治療系統都有深度放鬆肌體，調整骨骼結構重新達到身心平衡的功效。

但被動瑜伽是比較特殊的。它根源于印度和中醫理療系統，在泰國被廣泛運用。熟悉印度瑜伽的人對阿育吠陀并不陌生并且也一直都給予很高的評價。被動瑜伽正是介于這兩種偉大文化，可以説，它是兩者廣泛影響的結晶。

關于被動瑜伽最重要的核心因素是什麽？答案自然是metta（慈愛）。指的是有具備慈悲心的治療者。雖然今日對治療者的要求不同于幾千年前，但是如果治療者能本着慈愛之心將無私的能量流和愛給予接收者，治療效果的空間也必定是無限的。

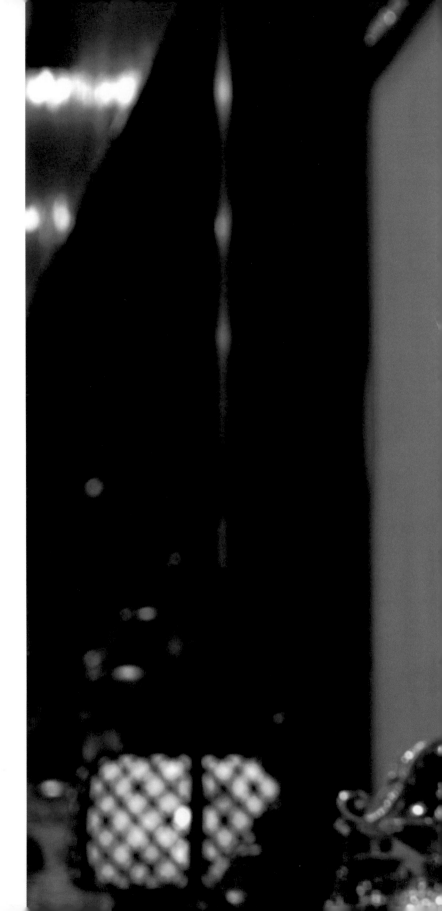

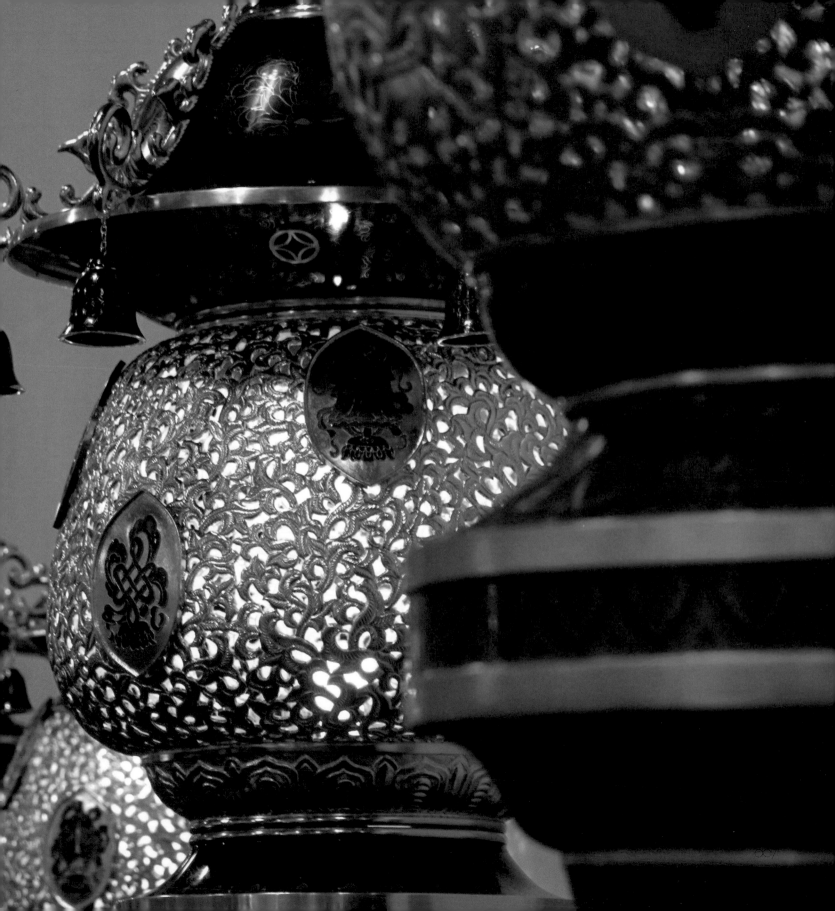

作爲一個導師，引導他人的不能祇是技巧，而更重要的是傳授他適當的調整身心的經驗和精神。這需要無數實踐再實踐。而實踐中最重要的因素就是metta，無條件的愛和同情。metta概念并不局限于佛教;這是可以應用在自己的傳統或信仰。這就是爲什麼會出現一套正規的教育系統。基礎是非常重要的，然而在學習中不斷地實踐和積累經驗更加重要。去年，許多學生參加了我爲期5天的初級培訓課程，學習了被動瑜伽的基礎知識和簡單手法，沒有任何實踐，即刻去教授他人，這樣導致他們常常僅憑借接觸接收者的身體，就草率地進行理療的動作。其實當我們在治療別人的時候是否懷着慈悲心將慈愛注入其中，在不同層次的療愈體系中，建立連接，放鬆身心，清除能量阻塞，感受内心真正的平衡才是我們的目的。這是個嚴謹的課程，按摩的姿勢，呼吸的配合，手法的力度需要我們不斷實踐。因此在過程中我們不僅需要尊重別人的身體，同時也要尊重自己。祇跟着做動作，不能算是真正的被動瑜伽，被動瑜伽注重的不是外在，而是讓你知道如何去愛人，認識人真實的一面，也讓你找到真實的自己，同時改變家庭及長輩的關系。我第一次體驗被動瑜伽是與我的親生母親，這是她在泰國閑暇時唯一的愛好，在這個過程中她可以放下生活和工作中的所有負擔，祇有她自己，體驗所有的愛和尊重。二十年前，她在獄中過世以後，緬懷之情，激勵了我學習和教授這樣一項理療藝術。這理療藝術能够使瑜伽教練、私人教練、按摩及心理治療師等等在不同的場合進行多樣化的服務，讓人除了感受到愉悦之外，更能緩解大部份的身體問題或能量阻塞的問題，唤醒天生的免疫力理療功能。無需語言，通過感受雙手的觸碰，傳遞愛與祝福，幫助人們在忙碌紛亂的現代生活中找到内在的平静和諧。

最後，感謝我的學生徒弟們及所有在這本書給予我協助的人尤其是徐夏，也衷心感謝臺灣小留學生家長會黃育旗秘書長使我有今天的成就。

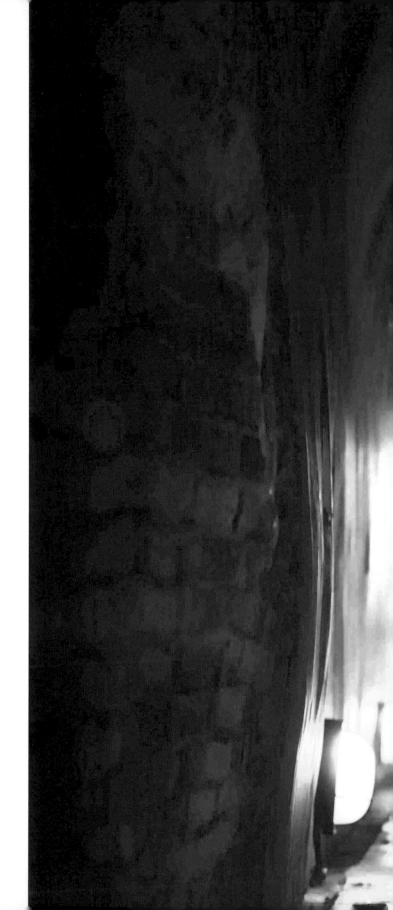

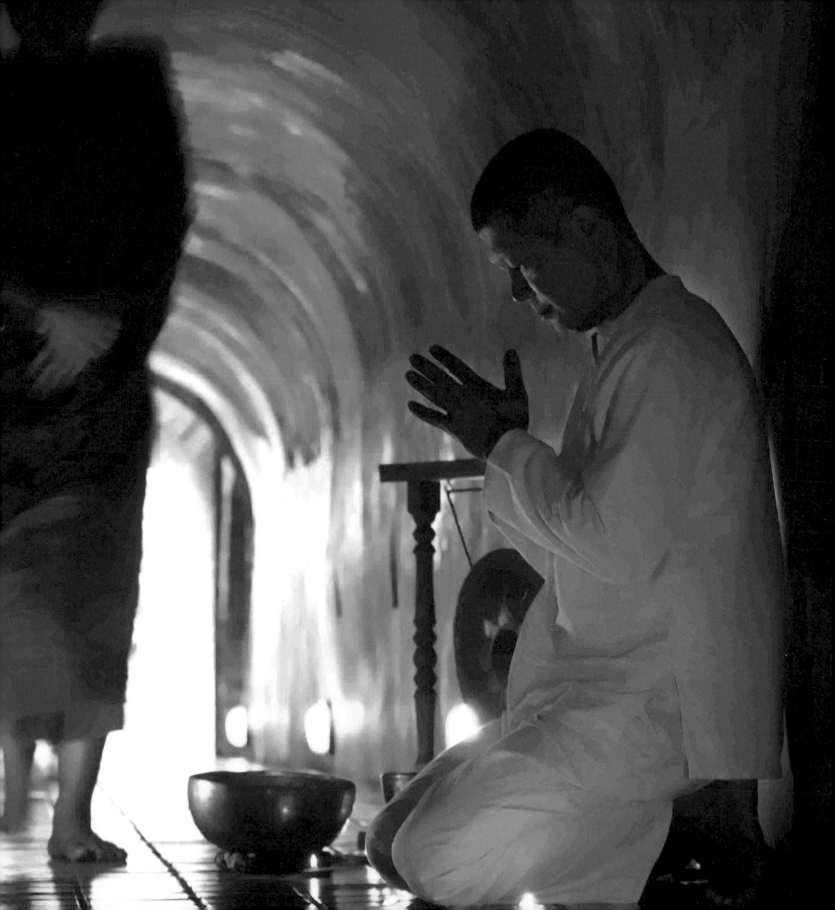

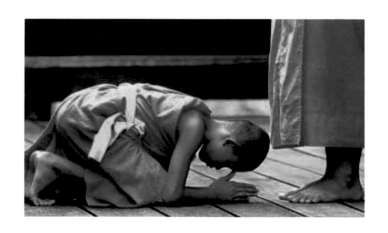

PRAYER TO BUDDHA

祈禱佛

雙手合十成 "Pranam" 姿勢, 用巴利文背誦: NAMO TASSA BHAGAVATO ARAHATO SAMMASAMBUDDHASSA (誦讀 3 次)
意指: 對代表神聖、完美、高貴的佛祖表示敬重.

ARAHAM SAMMASAMBUDDHO BHAGAVA
BUDDHAM BHAGAVANTAM ABHIVADEMI
(主上,, 完美照耀着保佑我們, 我奉上最誠摯的敬意給我佛.)

SVAKKHATO BHAGAVATA DHAMMO DHAMMAM
NAMASSAMI
(我謙卑地鞠躬佛法前他的教導是無比的完美)
SUPATIPANNO BHAGAVATO SAVAKASANGHO SANGHAM
NAMAMI
(受過保佑的弟子, 我謙卑地鞠躬在你的面前。)

PRAYER TO THE TEACHERS

祈禱教師

Pa–je–ra Ja–ri–ya Hone–Ti
Kunutara Nu–sa Sa–Kaan
Panya Wuthi Gare Te–Te
Tin–no–wa–te Na–ma Mi Hang
翻譯:我們會尊重我們所有的老師給我們知識和榮譽。我們希望被祝福與智力,智慧,成功,長壽,道德,榮譽和自豪,給我們自己和我們的國家利益。

PRAYER TO DOCTOR JIWAKA KOMARAPHAT

向斯瓦歌醫生祈禱

OM NA MO JIVAKL MARAPHAT–JO POO–CHA–YA (recite 3 times)
翻譯:給Dr.Jiwaka Komaraphat, 我們尊重您, 向您致敬。

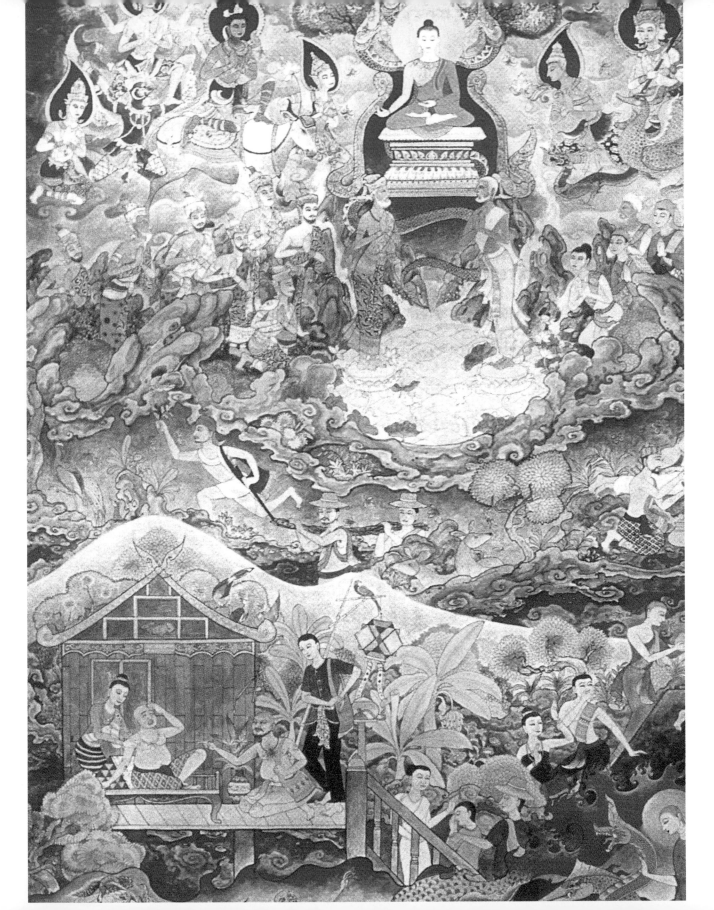

繪畫呈現教師的職業道德和尊重的重要性，并引導到天上後重生

它是如何開始一個傳說

kam thy chow老師對我講述的斯瓦歌古帕羅必醫生
(Shivago Komarpaj (Jvaka Komarabhcca)：

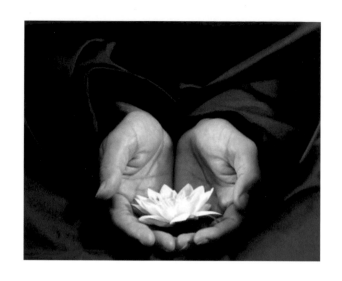

在兩千五百多年前的印度，有四個學生即將結束他們在醫學院的學習。他們的老師把他們送到森林裡，限他們在3天之內，找一種完全沒有療愈價值的東西並將其帶回來，以此作為他們最後的考試。

幾個小時後，第一個學生回來了，他帶回來一顆岩石。又過了幾個小時，第二個學生也回來了，他帶回來足以致命的毒蛇的毒液。第二天，第三個學生帶回來一根骨頭。

這時老師和他的三個學生一起等待第四個學生回來，時間一點點的過去了，一直到日落也未見到第四個學生的身影。很快第三天就到來了，已經到了任務的最後期限，就在太陽快要消失在地平線的時候，第四個學生終於走出了森林，他衣衫襤褸，筋疲力盡，似乎幾天幾夜都沒有休息。其他三個學生見到他，便詢問是不是迷路，他沒有回答，跑到老師的面前哭著說 "上師啊，很抱歉！我時時刻刻都在不停的尋找著，直到所有的時間都用盡了，我還是不能找到任何一種沒有療愈作用的東西。"

聽完第四個學生的回答，老師開心的笑了，這是幾年來唯一一個通過考試的學生。第一個學生帶回來的岩石可以被研磨成粉末，加熱後密封，用於促進傷口的愈合。第二個學生帶回的足以致命的毒液可以制為解毒劑，以毒攻毒。第三個學生帶回的骨頭可以打磨成鋒利的形狀，作為輔助工具運用在按摩理療中。第四個學生在他的學徒生涯中，不斷的通過經驗的積累和冥想，已經明白了世間萬物都是有作用的這個道理，他領會到世間萬物不僅會對我們的生活環境產生影響，同時也會作用於身、心、靈三個層面。

這位學生就是後來成為佛陀（釋迦牟尼）的倍受尊敬的醫生，也是阿育吠陀醫學以及泰國被动瑜伽的奠基人，他就是禦醫吉斯瓦歌古帕羅必醫師（Shivago Komarpaj），是古印度著名的瑜伽師和阿育吠陀的傳統治療醫生。他作為一名醫生和外科醫生以不尋常的技能為眾所周知，他醫治國王和王子，其中包括摩揭陀頻婆娑羅王。今天，吉斯瓦歌不僅作為傳統的被动瑜伽的創始人被人崇敬，他的精神也一直存活在不同的宗教中學習療愈瑜伽的人心中，人們從他的教導和他的創造中獲取精神支柱。在佛陀將要過世時，深受病痛折磨，最終在痛苦中病逝，而吉斯瓦歌作為他的醫生一直陪伴在他的身邊，是佛陀身邊最為重要的一個人。在佛陀去世之後他的個人神像在很多寺廟中被發現，大多位於東南亞，其中以泰國居多。

從歷史上我們可以發現，"吉斯瓦歌醫師" 被廣泛的引用於西藏宗教及療愈的祈禱詞以及唱誦的經文中。有很多人相信，是吉斯瓦歌與佛陀（釋迦牟尼）攜手合作共創了佛教傳統醫學，並在泰國和西藏完整的保存下來。

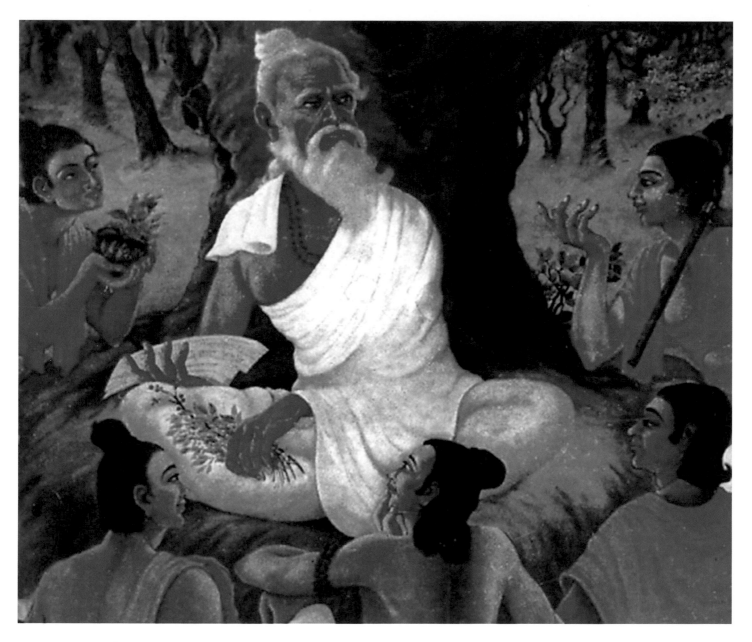

　　1980年托加瓦仁波切博士（Dr.Trogawa Rinpoche）曾發表了演說，在談話中他表明有人說斯瓦歌並沒有死亡，他在人間以彩虹體的形態出現。在被動瑜伽的發展史上，他已經出現在不同的從業者的身邊，並向那些真心向他祈禱的人們，開啟療愈瑜伽的智慧。

　　我相信最重要的是在我們的心中去發現他的慈愛，最終他將會自然而然的出現，保佑我們產生能量。

　　回溯研究泰式被动瑜伽的歷史背景，我們可以清晰的發現，存在於臥佛寺的泰式按摩就來自於吉斯瓦歌醫師，被动瑜伽也常常被稱作為被動瑜伽和懶人瑜伽（lazy people yoga）amulya uphar，是歷經了幾千年阿育吠陀的瑜伽療愈。

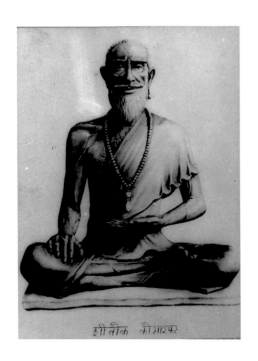

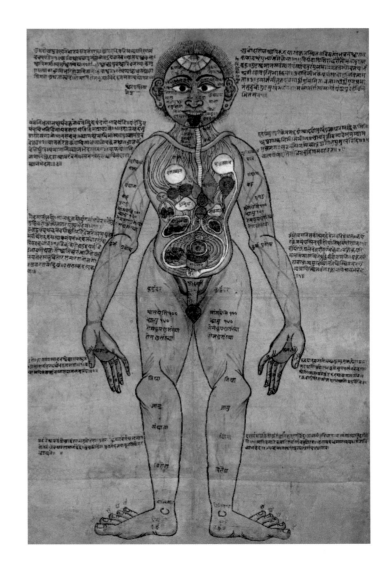

 # 斯瓦歌醫師(Dr Shivago)

在許多古老的傳說都會有一位繼往開來的創始者，被動瑜伽也不例外。 根據巴利文獻記載，斯瓦歌古帕羅必（Shivago Komar.Paj）醫生和當代的佛陀釋迦牟尼，創立這個特殊的醫學分支。在泰國、西藏、印度及中國内地的譯本當中，都有關於斯瓦歌事迹的記載。

傳説中，斯瓦歌醫師一出生即被父母遺棄，後來被一位國王撿到養育成人；另一版本記載着當斯瓦歌醫師出生時頭上頂着一個裝滿針灸器的袋子，注定他此生必定要成爲一位神醫。斯瓦歌學習過多種醫學知識，並與當時赫赫有名的内科醫師阿提耶(Atreya)學習，阿提耶(Atreya)醫師是阿育吠陀醫療系統(Ayurvedic System)創始者。大約在公元前1500年，阿育吠陀醫學分化爲兩個學派：阿提耶(Atreya)——内科學派和曇梵陀利(Dhanvantari)——外科學派，從而使其成爲一門更加系統化的科學。這兩大學派編寫了阿育吠陀醫學的兩本主要著作——《遮羅迦集》(Caraka Samhita)與《妙聞集》(Susruta Samhita)。這兩本醫學經典均著于公元前1世

紀上半葉。《遮羅迦集》由偉大的印度醫祖遮羅迦所著，并經阿提耶補充修改，它至今仍然是應用最廣泛的阿育吠陀内科醫學著作。阿提耶傳授給斯瓦歌醫師許多高深的醫療知識。他通過不斷的學習和實踐，最後斯瓦歌醫師終於成爲當代的醫學之父,并且擔任釋迦牟尼的主治醫師。

據説釋迦牟尼對他説："今世你與我立誓治愈人們，我治療心理的疾病，你治療身體的疾病"。

因此，當在進行按摩治療或教學之前，被動瑜伽開始圍繞精神和創造一個神聖的空間。接收者舒適的盤腿坐治療師站在身後。治療師用祈禱的手勢閉着眼睛輕聲祈禱文。

每一位冶療師或導師都會先虔誠的祈求斯瓦歌醫師的聖靈與他們同在，讓治療的過程更加順利的完成，此祈禱亦是被稱爲"向老師敬禮"，也同時讓此治療師放下自己開始進入冥想狀態。

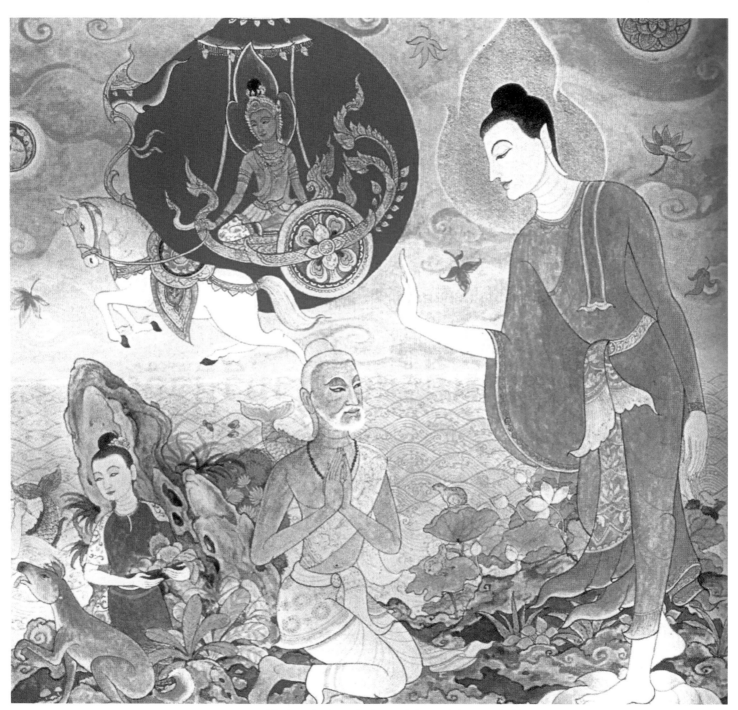

佛陀釋迦牟尼對吉瓦科庫瑪醫生賜予祝福

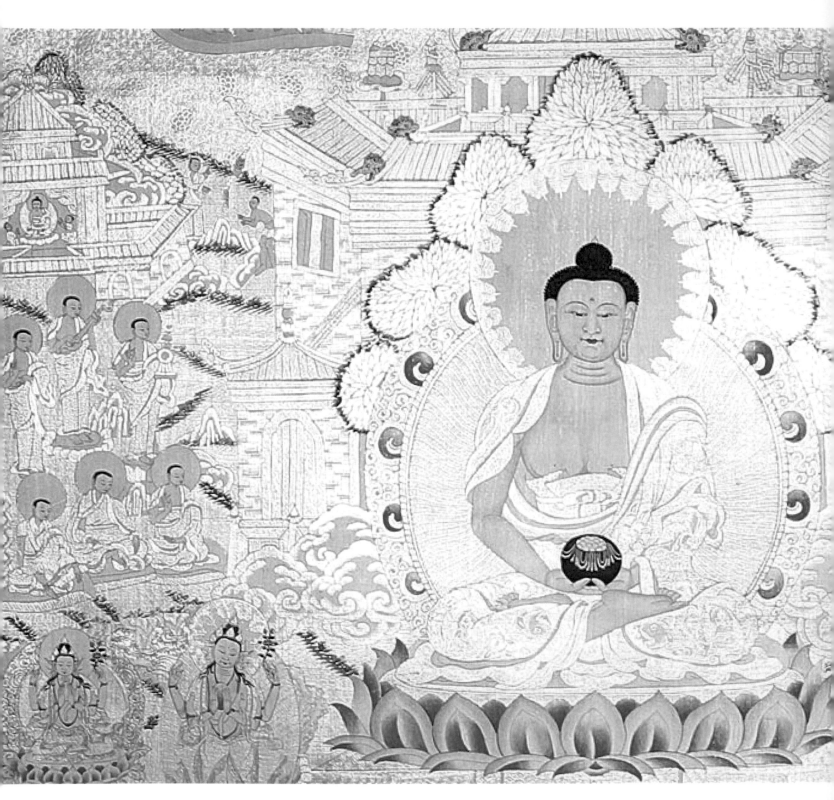

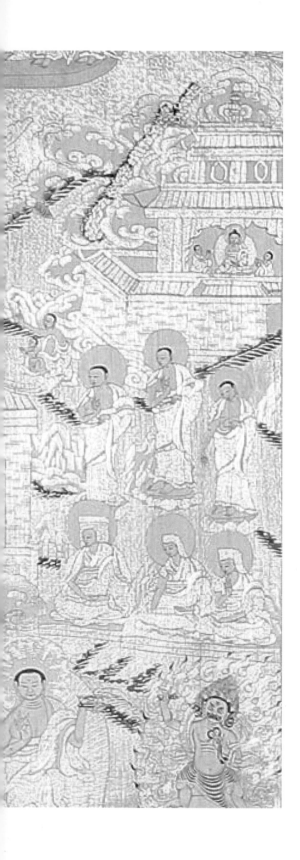

祈禱文/導師詞

A MANTRA (PRAYER)
TO
THE FATHER DOCTOR
SHIVAGA KOMARPAJ

OM NAMO/SHIVAGO/SILASA/AHANG/KARUNIKO/SAPA SATANANG//

OSATA/TIPA MANTANG/PAPASO/SURIYA JANTANG/KOMALAPATO/

PAKASESI/WANTAMI/BANTITO/

SUMETASO/AROKA/SUMANA HOMI

(3 TIMES)

PIYO TEWA/ MANUS SANANG/PIYO PROMA/ NAMUT TAMO/ PIYO

NAKA/

SUPAN NANANG/ PININ SIYANG/ NAMA MIHANG/NAMO PUTTAYA/

NAVON NAVIEN/ NASATIT NASATIEN/ EHI MAMA/ NAVIEN NAWAE/

NAPAI TANG VIEN/ NAVIEN MAHAKU/ EHI MAMA/ PIYONG MAMA/

NAMO PUTTAYA

(1 TIME)

NA A/NA WA/ROKA/PAYATI/VINAS SANTI

(3 TIMES)

　　我們誠摯地恭請被動瑜伽的創始者 醫學之父斯瓦歌醫師，將他神聖的靈魂與將要進行的按摩療愈同在。請讓我們了解所有關於自然版本的知識，藉由這樣的祝禱，將宇宙同真正的醫療藝術，願現在我們的面前。我們以身體推崇你請你幫助，將全然幸福與健康的生活，帶給大家。

　　治療女神居住在天堂的最高虛，她關照所有世上的人們，當你呼求創始者的名子，這樣的療愈將會降臨人間并光照全世界。

祈禱文／導師詞唱調 The Wai Khru Mantra

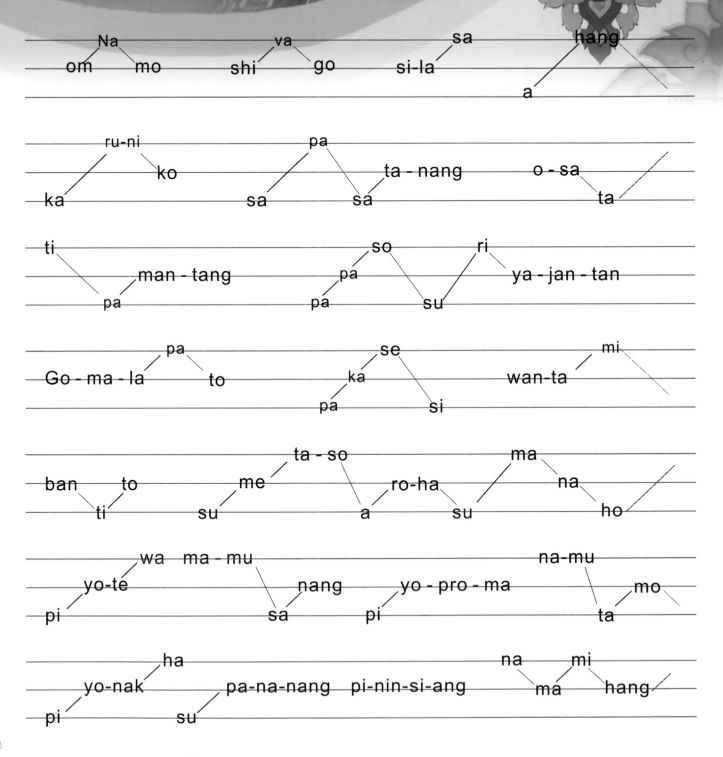

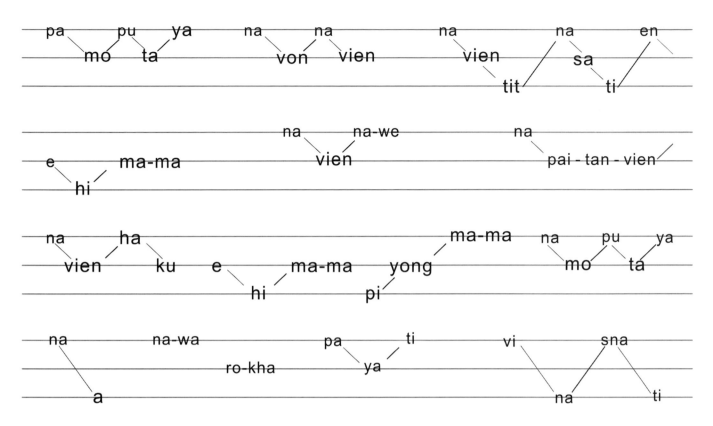

pa   pu   ya   na   na   na   na   en
mo   ta   von   vien   vien   sa
tit   ti

na   na-we   na
e   ma-ma   vien   pai - tan - vien
hi

na   ha   ma-ma   na   pu   ya
vien   ku   e   ma-ma   yong   mo   ta
hi   pi

na   na-wa   pa   ti   vi   sna
ro-kha   ya   na   ti
a

這是以簡單的中高低調引導我們更有靈性的去唱頌導師詞。

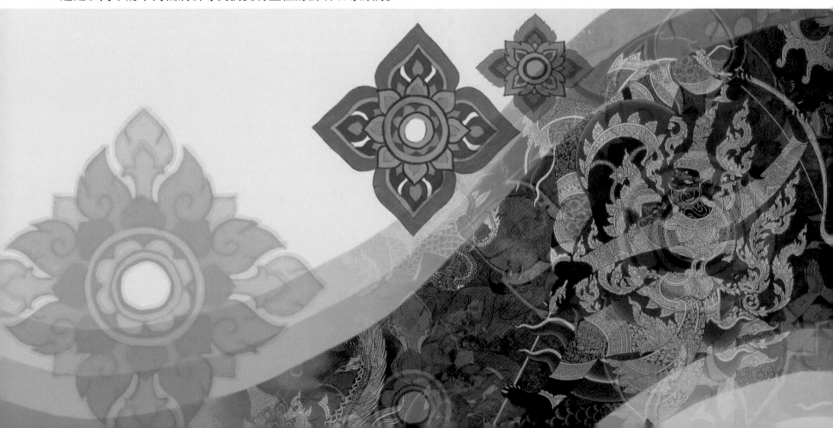

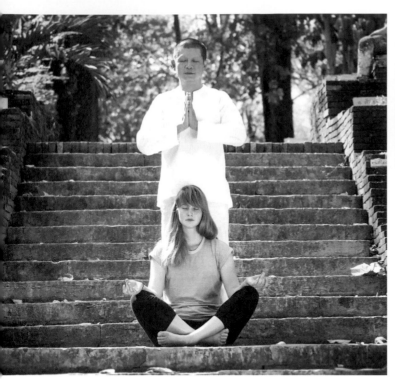
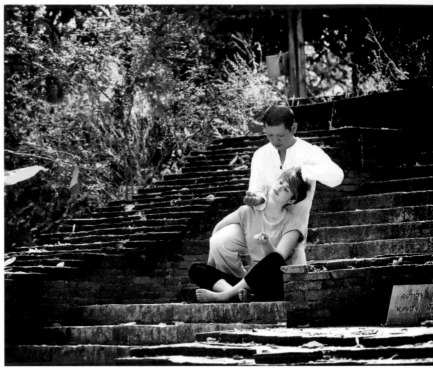

什麼 是 被動瑜伽

被動瑜伽，誕生于2500年前,它根源印度瑜珈阿育吠陀，舒緩地結合瑜伽、按摩治療的益處及阿育吠陀智慧。在泰國通常稱爲北方風格的被動瑜伽，也被稱爲"懶人瑜伽"或"被動瑜伽"。 南方風格的按摩則指泰式按摩或WatPo（臥佛寺）風格。泰式按摩流程包括肌肉操縱，揉捏，和壓力點等，整個泰式按摩過程可以沒有任何伸展動作。而北方風格的被動瑜伽 (懶人瑜伽)更像練瑜伽，不同的是你不需要自己做，而是在完全放鬆的狀態下，治療師幫你伸展移動身體。被動瑜伽，就像有人幫你調整瑜伽姿勢，進一步伸展你的身體。達到或突破你身體的極限。 我們常見到不同按摩派系的名稱，今時泰式按摩被冠以不同的名稱，其中最廣爲人知的有下列幾種：北派被動瑜伽、南派泰式按摩、古法按摩、皇族泰式按摩。

瑜珈按摩和泰式按摩形式相似，不同的是被動瑜伽是專業人員結合了東方傳統與西方知識，加入優美的舞蹈，進行一系列的瑜伽體式，讓治療者和接收者雙方獲益。 被動瑜伽結合了冥想和氣功，從傳統瑜伽到肌肉按摩，創造一個充滿活力的能量流動冥想形式和應用哈達瑜伽體式的舞蹈。引導接收者做各種各樣的瑜伽體位，接收者徹底放鬆全然信任他的治療者，因爲他知道通過治療會變得更美麗、和諧。當然這種放鬆和信任也會讓整個治療獲得更好的效果

被動瑜伽是一種動態療法，將墊子鋪在地板上，不需要用按摩油，醫治者遵循瑜珈經典，運用手掌，沿着身體的能量綫和壓力點將一系列瑜伽體式施予接收者。過程就像一個不斷展開，逐漸深入内部組織的輕鬆釋放。 經過治療，可以緩解肌肉緊張，促進血液循環，增强免疫系統，從而達到身心平衡。

作爲一個融合了瑜伽、阿育吠陀、動作似于vinyasa、冥想及武術藝術的完美結合治療，被人們公認爲是一種氣血療法，而不是身體按摩。這是因爲傳統醫學遵循的，并非解剖學結構或生理學原則。如今這種來源于東方的獨特改革治療系統，日益普及，即使在西方國家。

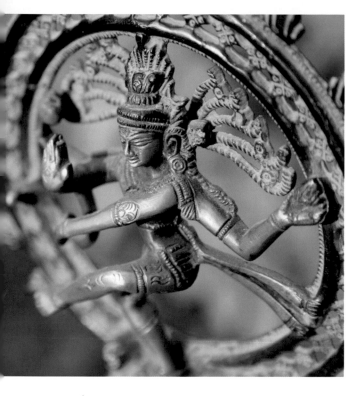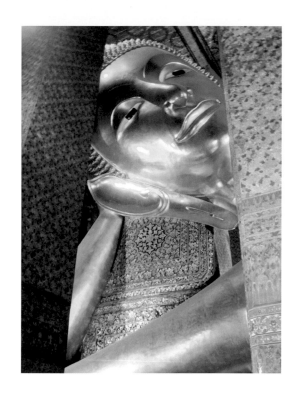

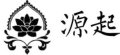 # 源起

被動瑜伽可追溯到印度的西部創始人是古印度王的御醫吉斯瓦歌醫師， Shivago Komarpaj (Jvaka Komarabhcca)、當代的佛陀－釋迦牟尼會有更好地了解……，他的傳統醫學知識及按摩知識技法由傳教的僧人帶入泰國，並由泰王召集，廣泛吸收他們的傳統醫藥及按摩的寶貴經驗，把這些經驗銘刻在大理石上，鑲嵌于瓦特波的臥佛寺廊壁上。瑜珈按摩可以達到治療疾病、緩解疲勞、延緩衰老、美容、減肥的作用，宗教系統組成的針對醫療技術的部分。當佛教從印度傳播到亞洲其他地區時，原本被佛教僧侶們，做爲醫療技術用途的"被動瑜伽"，也隨之傳播進入亞洲地區。

佛教大約在西元前三世紀時，傳入泰國（古稱暹羅）。當時僧侶們在建立寺廟的時候，裏面同時也設立醫藥學校及診所，將宗教與醫療合而爲一。

僧院還傳授按摩及其他治療藝術，後來這些治療技術和方法通過以書寫及口述兩種不同的形式被完整的保留下，所有的治療方法中需要有紀律，實踐和冥想。該方法在傳統的四原則吠陀使用（瑜伽派生）由僧侶做治療的時候（祈禱和心理健康的精神做法俗稱醫療，例如頌鉢），草藥、食療、以及用手醫治（按摩）。

這些關于恢復和維持生命教導現在已經顯着轉移到這一代。

在古巴利文獻中，我們可以看見關于傳統被動瑜伽的文字敘述。時至今日，這些關于佛教僧侶們建立的醫療機構，以及傳統被動瑜伽治療技術的文字叙述，仍被保存在寺廟的文獻之中。在1765年，布馬(Burma即是現今緬甸)侵入泰國，許多古佛教文獻被催毀，殘存的原始巴利文獻則由拉瑪三世（KingRama3）运用刻於石頭上的方法將其保留下來。而這些被刻在石碑上保留下來的文字。另有部分的被動瑜伽技術，是通過口述的方式，被一般家庭保留下來。在當時，大多數的人無法用文字書寫，因此這些流傳於民間的被動瑜伽方法，并沒有明確的文字記載，所以很難被一般民衆了解，主要是通過少數家庭的世代傳承，才被一一的保存下來。

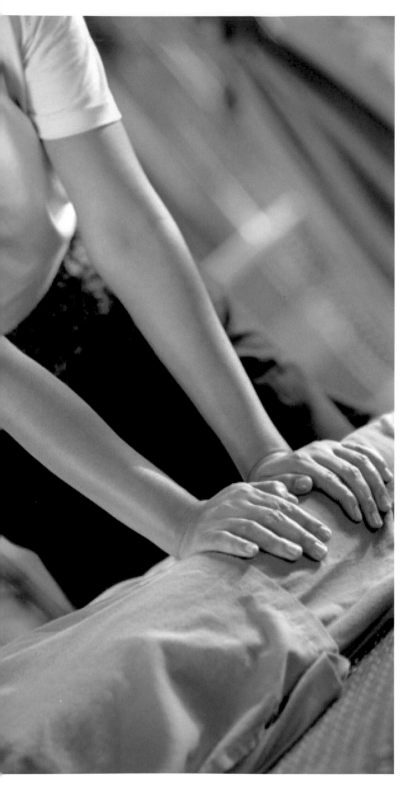

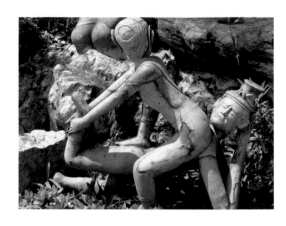

今日被動瑜伽

　　被動瑜伽經常會被描述成"讓別人幫你做瑜伽"，"被動瑜伽"隨着西方醫學傳入，寺廟不再是教育、醫療或社會生活的中心，因此被動瑜伽逐漸被社會大眾忽視。現今，這項幾乎失傳的傳統醫療藝術，因西方醫學的重視，被發揚光大。特別是針對一些運用一般西方療法，仍無法達成療愈效果的疾病，被動瑜伽都可發揮相當驚人的輔助治療效果。

　　現今的被動瑜伽在西方填補了技術上的空缺，如將它融入"運動按摩學"，可在任何場地自由地伸展動作，運動前後，都是熱身或暖和步驟的指定動作。對象不祇集中在休閒和放鬆的人士上，更是與不同醫護人士合作，提供治療的服務。理療師在物理治療診所或脊骨神經科醫生營運的診所工作。在美國、加拿大已是很普遍，醫療保險亦開始有限度覆蓋此類型服務，讓理療師真正成爲輔助醫療隊伍的成員之一。現今，被動瑜伽，不但成為治療疾病的一種方法，很多瑜伽館及SPA館推行被動瑜伽，預防疾病的發生，並讓身體保持健康的狀態。它適合每個人，不論年齡或靈活性。在深刻誘導放鬆的狀態，它包含有節奏的運動，協助哈達瑜伽姿勢，伸展，能源綫和壓力點工作。它是一種全身協調，包括頭、頸、肩、手臂、背部、腿和脚。目前已成爲排名第一的最科學的方式替代瑜伽。經過私人學院及相關學校的推廣和發揚。最爲西方社會推崇本書中所提及的按摩技巧及動作，是屬於"北方派別"的被動瑜伽方式，簡稱"北派"；而目前在世上被廣爲流傳的按摩方式大多爲"南方派別"，簡稱"南派"或者稱泰式按摩，我也有意稱他爲預防醫學。

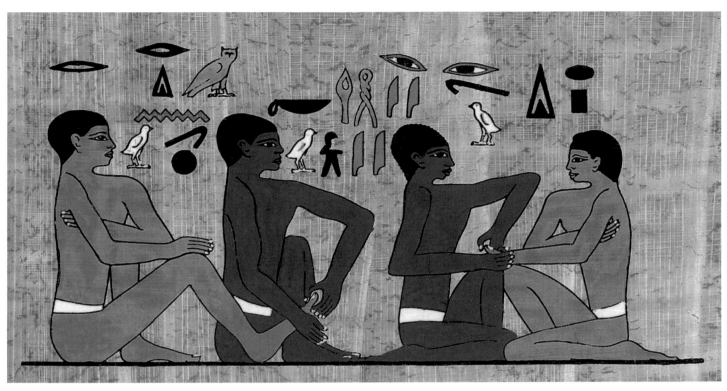

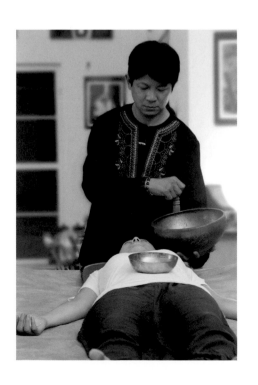

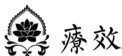 療效

　　被動瑜伽的獨特之處，是其"整合力"。對身心百益的一連串瑜伽動作，令所有參與者都十分受用。以富有節奏感的方式，按壓能量綫及能量點，并結合深入的伸展、擺動與扭轉的動作，讓接收者與治療者之間一起感受，在平衡的能量流中，共同創造一種獨一無二的治療體驗。接收者在身體狀況良好時接受被動瑜伽會有超乎想象的效果，即使治療過程中會陷入半睡半醒的冥想狀態，就算被壓、伸展也不會感到疼痛，而是持續舒適的狀態，在這個持續的狀態下能够獲得平時無法獲得的重要靈感或良好的第六感。而且，接收者身體狀況良好時，理療師的心情也會感覺良好 。在按壓時，祇需要用輕微的力道就會有充分的效果。

　　被動瑜伽對治療者來説非常類似一種冥想的形式，而接受者則在一種類似被催眠的狀態，感知着按摩過程，讓參與的雙方都進入到一種彼此信任的舒適空間。尤其在理療的過程中加入聲療，效果會更爲突出。

正面思考的能量

　　在現今社會中，人們時常處于緊張忙碌的高壓狀態，所以盲目追求着各種快速有效的放鬆與舒壓的方法。有些人會通過酒精、香烟、安眠藥、鎮定劑及毒品等，來達到放鬆、解壓或入睡的目的，引發很多身、心、靈失調的問題和對藥物的依賴。

　　現在，被動瑜伽可以糾正這種不平衡的狀態，讓接收者能够真正的"放下"。

　　有許多人，即便是那些有運動習慣的男女，總是會不自覺地緊張和有壓力——有壓力和緊張時會産生急促的淺式呼吸方法，有壓力和緊張時肌肉會收緊，有壓力和緊張時，思維方式會固執和僵化。在被動瑜伽的療程中，治療者以擺動身體和通過具有支持感的身體接觸給予包容，配合正確的呼吸方式，讓所有的接收者放下他們的緊張和壓力。在療程進行當中，經由輕柔地伸展拉直肌肉，便可緩慢地打開緊張的關節——膝蓋、脚踝、手腕特別是臀部、肩膀及頸部。另外身體的各個器官，如大小腸、胃部，肝臟、腎臟、橫膈膜及肺部也都會得到舒緩。情緒"緊張"的部分來自于赫拉(HARA)，這個部位也可借由按摩的方式，輕柔地解除緊張，釋放不想要的負面情緒，并真正的"放下"。我們全身是由"氣"互相連結和貫通，唯有保持全身氣的順暢流通才能常保身、心、靈的健康。

　　因此，盡管進行一個療程或是完整的正規療程，被動瑜伽都可以達成真正放鬆的功效。如果接收者每天都能將壓力"放下"，那麼他就可以真正地享受生活。經由被動瑜伽的療程，配合冥想及輕柔的動作，我們的身體將會"重新記憶"，達到身、心、靈合一的奇妙狀態。因爲所有的療程都有其特殊的功效，因此身體經由"重新記憶"，將會舒緩頭痛，背痛、坐骨神經痛、經痛、大腸激燥癥、循環系統的問題、呼吸系統的問題、能量低落、缺乏柔韌性及活動障礙。并且激發身體内的免疫力功能甚至于激發七輪。

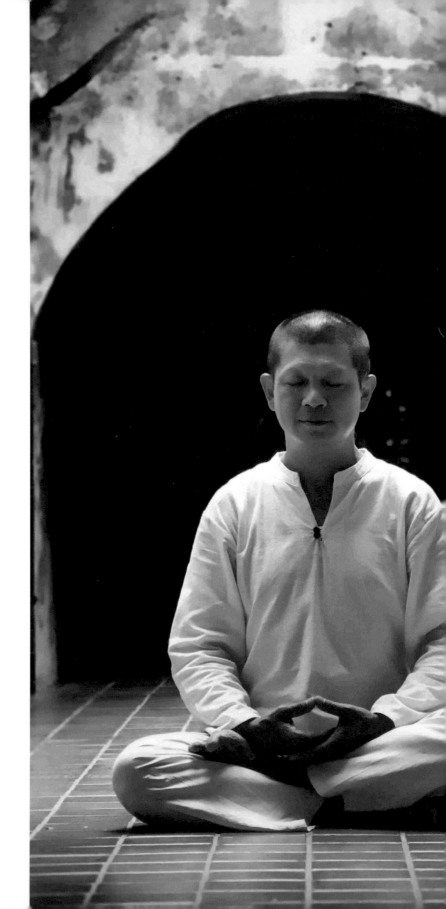

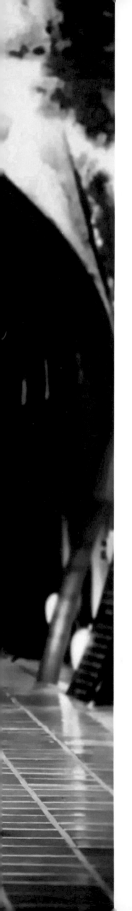

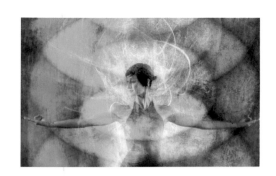

◎ 完美的身體平衡

　　身體左右兩側達成連接的狀態是相當重要的。你習慣單腳的站立嗎？時常祇用某邊的手提重物嗎？上述這些不平衡的狀態將會沿着我們的脊柱，經由左側或右側下降到你的腳趾指尖，或是由頭骨底部向上延伸到你左側或右側的腦部。因此，我們非常需要被動瑜伽幫助身體活動恢復左右兩邊平衡的狀態。

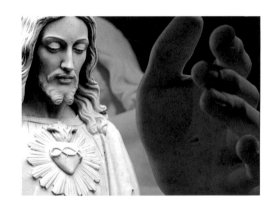

◎ 從裏到外的平衡與放鬆

　　不論使用哪一種正規療法，被動瑜伽的療效都會匯集全身。經過被動瑜伽按摩後，身體會感到放鬆，接着便可柔軟肌肉，促進器官的循環與運作，并恢復良好的精神狀態。

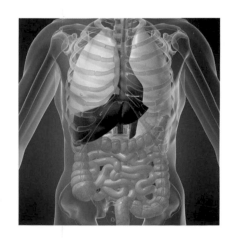

◎ 創造良好的體態

　　長期緊張的按摩工作讓治療師經常需要休息以便調整身體。治療師可以定期地進行平靜的冥想、練習瑜伽或接受按摩，這些做法都會收到很好的效果。每天的太極、氣功或瑜伽練習有助於保持治療師精力的充沛與平衡。這方面還可以直接通過積極的宗教活動得到提高。宗教活動可以教會我們采取正確的治愈途徑和照顧好我們自己身體的寶貴方法。

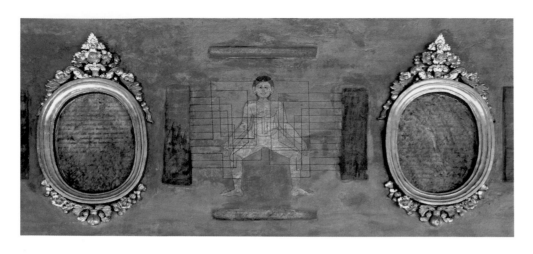
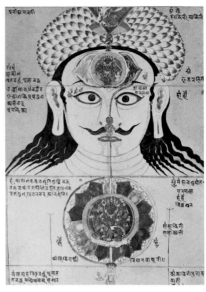

 # 療程

被動瑜伽是泰式按摩療法的一種，但是東方的治療師可能會感到迷惑，因此常常會讓人直接聯想到"按摩"療法——就是接收者躺在高床上，治療師直接在肌肉組織或皮膚上做按摩。

然而被動瑜伽是有別于一般傳統的按摩，它通常 是在地板的軟墊上進行。接收者需穿着輕鬆舒適的衣服，最好是綿、麻等天然的材質。在地板軟墊上進行，可使按治療師自由地移動身體到最完美的姿勢。而治療師需借由本身的體重和巧勁的運用，更爲輕鬆有效的施展動作。治療師在每一次完美的療程中，輕柔地伸展、呼吸、搖動、放鬆并保持身體的平衡是非常重要的技巧；治療師更應以恭敬的態度，平静的心靈，以及開放的心胸去施展每一個下壓的動作。在療程中，以放鬆的狀態把精神集中，這樣子我們就能感受到對方的心理狀態，這可以讓對方與自己的心接觸。另外，把意識指向雙方面的呼吸也很重要，如果你的心不安定，身體自律神經的交感神經會變得緊張，盡量用腹式呼吸，即用橫膈膜來呼吸，使心情放鬆。按摩者應配合對方的呼吸，借由調和來按壓很重要，但并不一定要讓動作配合呼吸，自然配合呼吸，以調和的感覺來進行最好。

釋迦牟尼道時的呼吸稱爲prana，就是察覺呼氣與吸氣之意。集中緩慢而深長的呼氣的呼吸方式，使頭腦變成完全放鬆的狀態進入冥想。進行時留意呼吸，從而使彼此接近冥想狀態。這是以佛教的教誨爲根底的被動瑜伽，也是一種傾聽的技巧。

良好的治療素質來自于"傾聽的技巧"，并配合治療師持續不斷的練習，才能達到融會貫通的瑜伽及按摩技能。傳統的瑜伽治療師，通常僅靠着他或她的直覺，而非經由接觸被接收者後，充分掌握對方身、心、靈各方面訊息來進行治療的動作。他們常常僅憑借經由接觸接收者的身體，就草率地進行理療的動作。

有很多學生常常提出疑問，如果接收者體積比他大許多的話要如何去做？在國外我們常見到，一個身材嬌小的東方女子給比她大數倍的西方人做治療。雖然沒有系統來給你一個滿意的答案，但是在傳統技術的組合所產生的深度效果有如此廣泛的適用性。一個好的瑜伽理療師不應該使用蠻力，如果能够巧妙的運用呼吸、能量和技巧，你將能尋求到答案。

事實上，要想成爲一位出象的瑜伽治療師，就必須充分掌握被接收者的所有訊息，才能做出最好的判斷，達到最完美的功效。

以下爲重要的道德指導方針，請瑜伽治療師在練習階段時遵守：

①治療師必須完全了解接收者無論是過去或現在的病歷，幫助他們獲得最佳的療效。如果有疑問請詢問接收者。

②治療師在被接收者身上無論進行過多少次治療，千萬不可認爲真的非常了解被接收者的身體。

③用于進行治療的場所必須是溫暖而且空氣流通。

④接收者在接受治療前的1個半小時內不可進食。

⑤在“進入”接收者的空間之前，治療師必須閉上雙眼．深呼吸一段時間，讓腦中的思慮沉澱下來，祇留下與理療相關的訊息。

⑥在治療進行中，若接收者感到不適，都必需要等到他感覺較舒適之後，才可以繼續進行。

⑦進行治療的時間取決于接收者，大約是半小時至三小時左右。一般來說、建議大約兩個小時左右的療程。

⑧在進行治療之前，請讓接收者有時間先做好心理準備，才不會有輕微的“被侵略感”。

⑨在進行治療之前，治療師與接收者必須先做些簡單的伸展動作以達到暖身的效果。

⑩如果有月經者不可以做某些體勢，也避免開血門。

⑪如果是孕婦應做正面及側面，避免後背及某些穴位，不要做腹部。

　　按摩和對慈愛的培養與任何宗教傳統都是相通的。佛教能給我們上的最重要的一課是努力做到誠實、謙恭和充滿慈愛地生活。

　　如果治療師沒有把注意力放在接收者身上或治療師沒有用慈愛之心來進行，那麼被動瑜祇不過是一系列空洞的身體動作。可能這些動作會有一些益處，但如果治療師在按摩動作中灌注了治愈的慈愛之心，那麼這些動作對身體的益處就會成倍地增加。

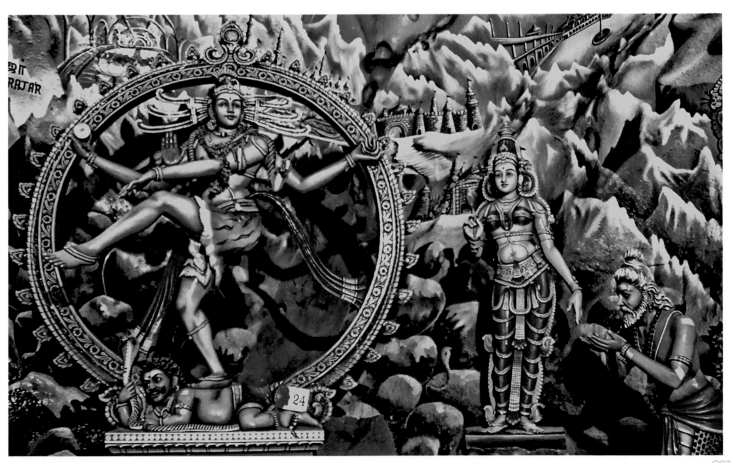

被動瑜伽
傳統醫學理論

擅綫（Sen Lines）與經絡

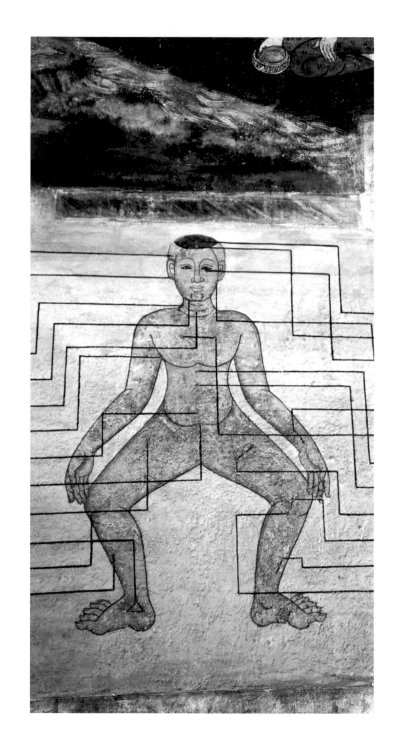

　　這種理療藝術的理論基礎，將被視爲是sen 能量綫，MARMAS穴位，古印度阿育吠陀的結合系統。理療師在實踐被動瑜伽時最核心的一點是冥想和metta（慈愛）的精神概念所創造的醫療效果。普拉納 prana來自于我們吃的食物、喝的水、呼吸的空氣。它沿着一條通路循環在身體周圍，形成生命力的網絡，是人類系統必不可少的。人體內部所有的能量綫共72,000條，包括經絡在內。主要的10條擅綫通路在被動瑜伽中是非常重要的。 這些能量綫，被稱爲SIP or擅線（Sen Lines），連接到壓力點（marmas）；sen提倡的普拉納的自由流動。它是通過拉伸和按摩達到釋放緊張的效果，激活能量綫的整個網絡，使整個身體更活躍。促使能量在身體流動更容易，這個增强了能量流，有助于減輕腰痛，關節炎，頭痛，消化困難，月經問題，與壓力相關的疾病等。瑜珈按摩也會使雙方産生一種放鬆的深層狀態。

理論形成
的基礎上

在古代瑜珈的教義中，把我們的身體分為粗大身、細微身、原因身等3種層次為標準。「粗大身」就是我們現在處於的物質世界層次，用肉眼可以看見也可以觸摸到。「細微身」是粗大身肉體死亡消滅后也不會消失的靈性，死后人就會存在，並會再生與肉體兩者保持密切，相互控制。「原因身」是位於粗大身、細微身的背后，常與二者保持密切、相互關係來加以控制，輸送生命能量流（普拉那）Prana，這也就是我們為什麼會生存在這個世界上，使粗大身與細微身並存的原因。細微身記憶體著生命能量通道「那迪」nadi，與這種層次的結合點有7個輪。在傳統的醫學上，把生命能量在體內流通稱為「擅線」，相似於瑜伽的「那迪」nadi，相似於我們中國的經絡、穴道，但請不要將擅線與經絡、穴道混淆。所以擅線的流通點可應對人體的各種癥狀。

在現代的解剖學上不存在擅線，剖開人體也不會看到。胎兒在母體內時，是經由胎盤把營養素或氧氣從母親送給胎兒，胎兒排出的二氧化碳又經由相同的路線被母親吸收。傳說這種路線就是

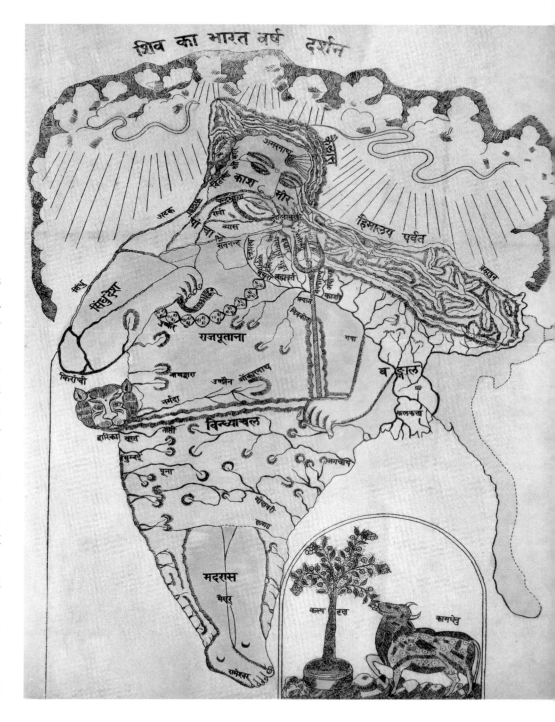

擅線的概念起源。所以，擅線是從肚臍周圍和各感覺器官、泌尿器官、排泄器官、生殖器官以及手腳或身體的中心相連接。然後通過身體內部。因此擅線也被認為是古代印度的修行，把自己身體的感覺訓練的更靈敏，基於這種感覺而合成。

簡易人體解剖圖

被動瑜伽雖非以西方人體解剖系統為按摩動作的基礎，但大部分的學員，都想了解身體的構造。

雖然治療師憑著本身的經驗及直覺，在進行治療時，很輕易即可進入"冥想被動瑜伽療法"的狀態。但是某些時候，再怎麼熟練技巧的治療師，還是有可能發生過度推拉身體某個部位的情況。

因此，每位瑜伽治療師都需要暸解人體基本的肌肉組織、骨骼架構及循環系統的位置。

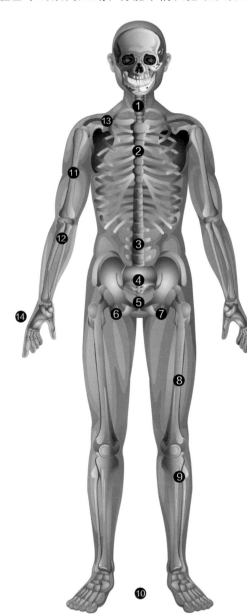

骨骼架構勢

❶ 頸椎——位於脊柱上半部，頂端有七根非常靈活的脊柱骨，可隨著頭部作大幅度的擺動。因此這個部位常常因過度的活動而受傷。

❷ 胸椎——這十二根脊柱骨連著這肋間的十二個區域；肋間的外型像是一個籠子，它保護身體內部的器官不受外力所傷。

❸ 腰椎——這無根脊柱骨位於肋骨及骨盆底端之間，它承擔大部分身體的重量。

❹ 骶骨脊柱——這五根脊柱骨大約在我們21歲的時候合而為一，是尾骨變的更強健。

❺ 尾骨——脊柱尾部的四根脊柱骨。

❻ 骨盆——共由三塊骨頭組成，這個堅固的組織支撐身體下半部的器官，並將身體上半部與下半部連結。

❼ 髖關節——由球狀凹槽組成，連結股骨及骨盆。

❽ 股骨——大腿骨。

❾ 腓骨與脛骨——下肢的兩塊骨頭。

❿ 膝蓋關節及跗骨——位於腳踝及腿部的骨頭。

⓫ 肱骨——上手臂的骨頭。

⓬ 脛骨與尺骨——下手臂的骨頭。

⓭ 鎖骨——頸部下方的骨頭。

⓮ 腕骨、掌部、指骨——手部及手腕的骨頭。

肌肉組織

❶ **二頭肌（前）及三頭肌（後）**—— 前臂的肌肉，是手臂可以活動。

❷ **三角肌**——包含雙肩及前臂，是手臂可以前後移動。

❸ **斜方肌**——頸部后方沿著雙肩向下的肌肉，是頭部可以伸展。

❹ **闊背肌（lats）**——自胸部中間到腰部的肌肉，幫助雙肩向下向後提起，并使身體可以向下動作。

❺ **腹直肌（abs）**——垂直向下進入腹部前方的肌肉，是骨盆可以向上動作。

❻ **臀大肌**——包裹整個臀部，用於跑步、跳躍及攀爬。

❼ **半腱肌（大腿後肌的一種）**——範圍自背部中間向下到大腿部，用於伸展大腿及彎曲腿部膝蓋。

❽ **四頭伸展**——範圍在大腿前面的中段部份，使腿筋可進行反向動作。

❾ **腓腸肌**——範圍在整個小腿肌肉的部份及下腿部的後方。

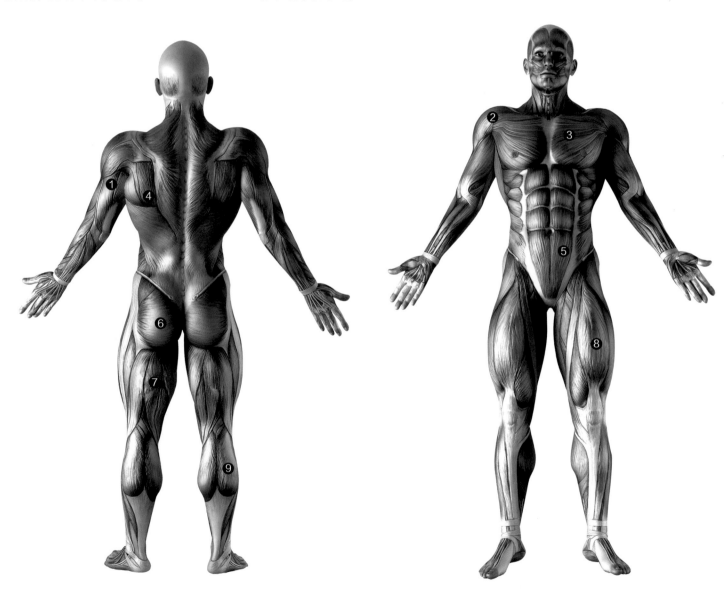

器官

❶ 肺部。

❷ 心臟（圖片未顯示）。

❸ 肝臟。

❹ 胃部。

❺ 脾臟（圖片未顯示）。

❻ 腎臟（後面）。

❼ 胰臟（圖片未顯示）。

❽ 小腸。

❾ 大腸。

❿ 膀胱（圖片未顯示）。

循環系統

❶ 心臟。

❷ 頸動脈血管。

❸ 一般的頸動脈。

❹ 上方的大靜脈。

❺ 下方的大靜脈。

❻ 大腿動脈（右腿）。

❼ 大腿靜脈（左腿）。

❽ 主動脈。

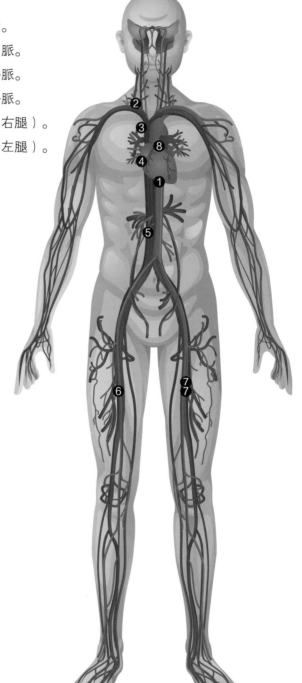

擅綫（Sen Lines）

在被動瑜伽中，能量線為"擅"線，理論上全身上下共有72,000條擅線，但進行按摩療程中，通常祇會用到如圖所示的少數幾條。雖然擅線與中國醫學中的穴道相當類似，但不要將擅線與穴道混淆。

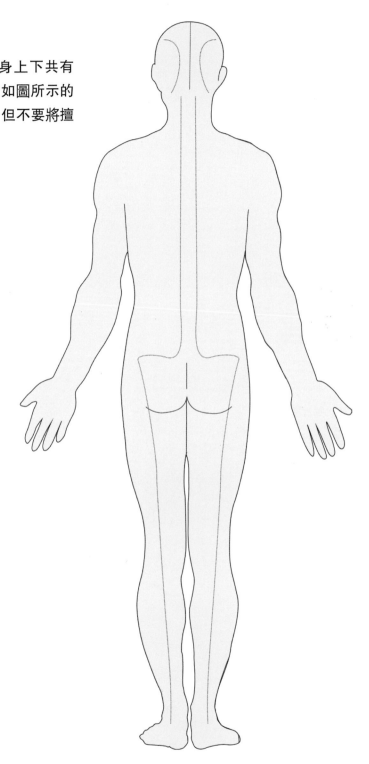

所有的擅線都會連到特定的器官或是反映情緒上的需要，下壓這些線可以增強體內能量流動至特定的器官，擅線亦可以深層地連接我們整個內體、心靈及精神的層面。能量經由擅線及精神方面都有相當強大的作用；若能量柔順地流動，體內就可達到平衡的狀態并遠離疾病；相反地，當能量不足或流通受阻，身體機能便無法順利運作。

被動瑜伽中疏通擅線的動作有兩種：
· 以伸展的方式，幫助手臂放鬆緊張，并疏通相互連接的組織。
· 以下壓的方式促進能量的流動。

疏通擅線的動作技巧將會在基礎按摩技巧中詳細說明。

擅線（背部）

圖中顯示的擅線愛塔（Itha）及平格拉（Pingala），範圍自脊柱兩側向下至腳踝，亦稱這種部位為流線凹槽。按摩此部位的重點，是要將力道下壓在凹槽中而非直接下壓脊柱，若非如此，被按摩著會感到十分疼痛，而且也是很危險的。

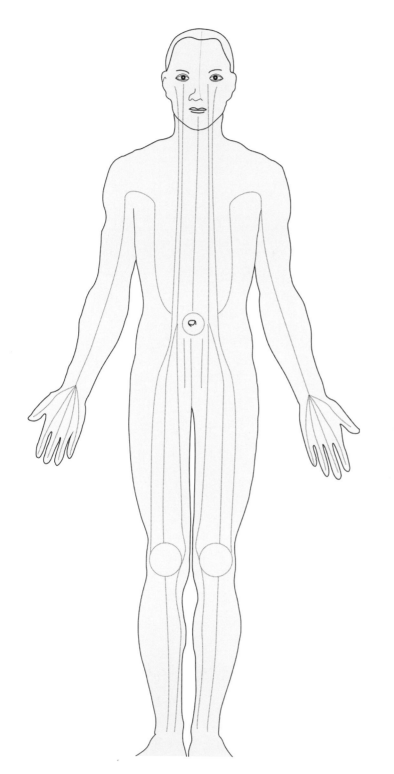

擅線（前面）

❶ 愛塔（Itha）——以肚臍為氣墊向下至左大腿前方，接著左轉到膝蓋，然後上升至左大腿後方，接著再繼續上升至脊柱左側（流線凹槽）及頭部頂端，最後在左鼻孔結束。

❷ 平格拉（Pingala）——與愛塔的路徑相同，但是方向是自右邊開始。

❸ 蘇嫚娜（Sumana）——以肚臍為起點，筆直向上到喉嚨內側，最後在舌頭底部結束。

❹ 卡拉塔爾（Kalatharee）——以肚臍為起點，分為四條線：兩條線向下經過鼠蹊部到雙腿，最後在腳趾結束。另外兩條線上升到雙腋下部，接著在向下到雙臂，最後在手指結束。

❺ 撒哈特撒輪吉絲（Shahat-sarangsi）——以肚臍為起點，下降到腿內側，接著在腳踝向上轉至身體背部，經過喉嚨最後到左眼結束。

❻ 塔瓦瑞（Tawaree）——與撒哈特撒輪吉絲路徑相同，但是在身體的右側。

❼ 蘿烏森（Lawusang）——以肚臍為起點，向上經過喉嚨最哦后在左耳結束。

❽ 幽蘭卡（Ulanga）——與蘿烏森路徑相同，但在身體的右側。

❾ 南塔卡娃（Nantakawat）——以肚臍為起點，分成兩條線如下：
蘇庫嫚（Suku-mang）——在肛門結束。
絲琪妮（Sikinee）——在幽蘭卡結束。

❿ 琪恰（Kitcha）——以肚臍為起點，向下至生殖器官：
琪恰娜（Kitchen）——陰蒂。
皮塔坤（Pittakun）——陰莖。

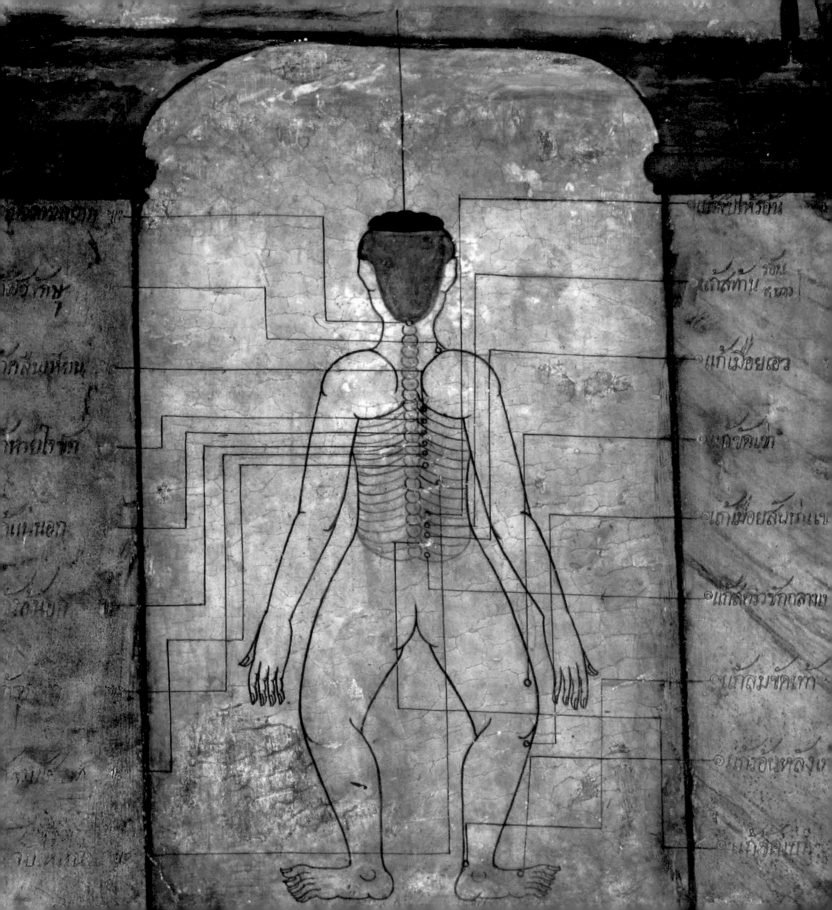

ฐลดพลฉก

เพื่อรักษ

ใกล้ลิ้นเทียน

หายใจขัด

แก.นอก

ว:อนอก

รมเ

จ.เ.หนมเ

แกปวดร้อน

แก้สทาน ร้อน
ฦตว

แก้เมื่อยเอว

แกขดเท้า

เถ่าเมื่อยสันก่นเข

แก้ส้วชักกลาม

แกลมชาเท้า

เถ่าร้อนหลงง

แก้ส้มขา

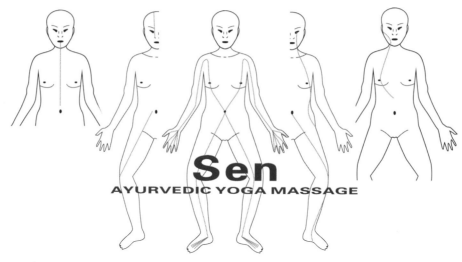

Sen
AYURVEDIC YOGA MASSAGE

 中醫網絡分布原理

中式的經絡，是代表運行生命中重要的能源的經絡。其中以12條經脈為主幹，連接著體內各重要器官的運作，例如心、肝、脾、肺、腎、腸、胃、膽和膀胱等。每條經脈都有特定的迴圈路線，根據12條特定的路線依次序流動，合成依次序流動，合成一個大循環。左右以鏡面形式重複12條路線遊走，當中包括：

⊛ 足太陰脾經	⊛ 足陽明胃經	⊛ 手陽明大腸經	⊛ 手太陰肺經
⊛ 足太陰腎經	⊛ 足太陽膀胱經	⊛ 手太陽小腸經	⊛ 手少陰心經
⊛ 足厥陰肝經	⊛ 足少陽膽經	⊛ 手少陽三焦經	⊛ 手厥陰心包經

 被動瑜伽分部原理

在被动瑜伽中，能量線稱為"擅"線，理論上偏通全身上下。如果吧細小算在內，共有7萬2千條擅線。但進行理療程式中，通常只會用到代表性的十條擅線。然而，被动瑜伽經絡卻自成一門獨特理論，成熟的發展至今。但其分佈可以簡單歸納為以下的特點：

①不同的經絡能量線均始於腹部，完結於聯繫外間的四肢或洞穴位置，例如五官、肛門與生殖官等。

②左右相同對稱的經絡，可以有其他獨立名稱。

③各經絡分別管核和協調以下功能：

● 呼吸功能系統
● 心、肺、胃功能系統
● 肢體運動功能系統
● 視覺功能系統
● 聽覺及平衡系統
● 消化及排泄系統
● 泌尿及生殖系統

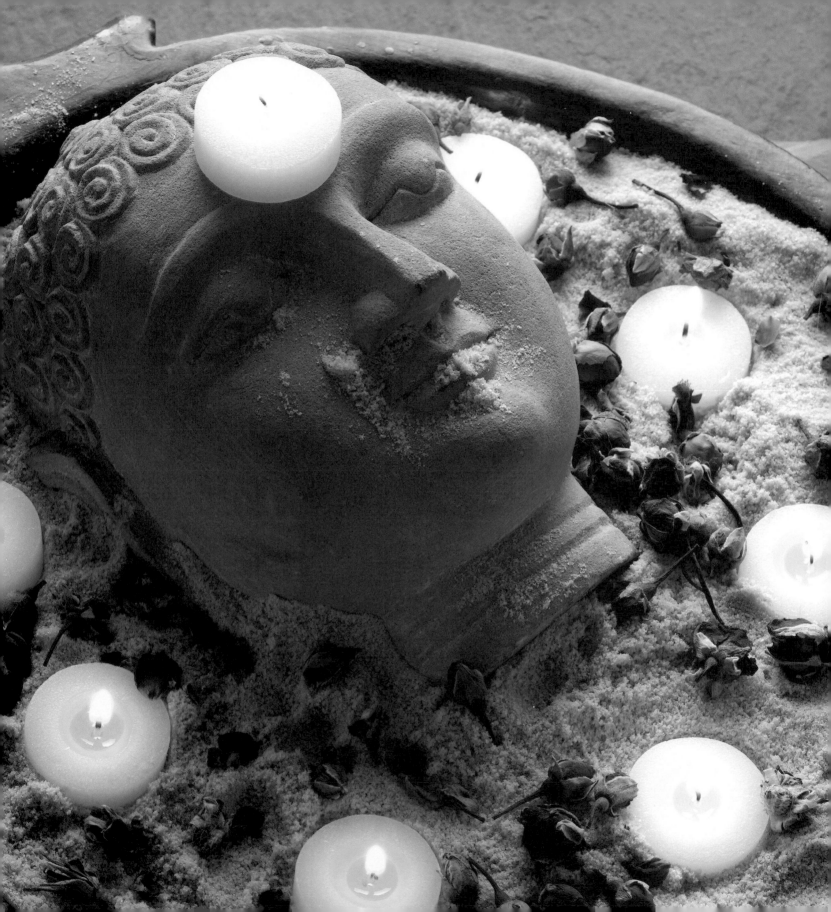

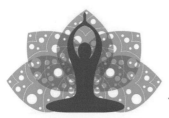

10條重要擅線一覽表

① 伊達 (Itha)	身體的左側，以肚臍為起點向下至左大腿前方，接著左轉到膝蓋，然後上升至左大腿後方，接著再繼續上升至脊柱左側（流線凹槽）及頭部頂端，最後在左鼻孔結束。 　　對腹痛、膀胱炎、膝痛、腰痛、背痛、頸痛、頭痛、感冒、鼻炎、副鼻腔炎等症狀有效。 　　生病時會引起：頭非常痛、眼睛模糊、嘴麻痺歪斜、背脊痛、有時會流鼻血、身體發燒、目眩、有時全身顫抖、因發燒而頭痛。
②平格拉 (Pingala)	**身體的右側**，與伊達的路徑相同，但是方向是自右邊開始。對腹痛、膀胱炎、膝痛、腰痛、背痛、頸痛、頭痛、感冒、鼻炎、副鼻腔炎，以及肝臟、膽囊疾病等症狀有效。 　　**生病時會引起：**臉或眼發紅、有時嘴痙攣歪斜、生熱病、眼、鼻、肛門等病，引起流鼻水、鼻塞、打噴嚏、精神恍惚、說不出話來。
③蘇瑪那 (Sumana)	身體的中央，以肚臍為起點，筆直向上到喉嚨內側，最後在舌頭底部結束。 　　生病時會引起：精神混亂症狀、精神恍惚、有時口齒不清。變得癡呆後、引起食欲不振、乏力。有時會引起精神病、神經病、頭腦的疾病、心臟病。
④卡拉達裏 (Kalathari)	**從身體的中心到四肢**，以肚臍為起點，分成四條線：兩條線向下經過鼠蹊部到雙腿，最後在腳趾結束。另外兩條線上升到雙腋下部，接著再向下到雙臂，最後在手指結束。 　　**生病時會引起：**全身發冷、寒氣、或因寒冷引起顫抖。有時會引起熱病的症狀。偶會失去意識。
⑤薩哈薩朗希 (Sahatsarangsi)	身體的左側，以肚臍為起點，下降到腿部內側，接著在腳踝向上轉至身體背部，經過喉嚨最後到左眼結束。 　　生病時會引起：眼窩一起疼痛。此外，引起暈眩或眼睛張不開的症狀。

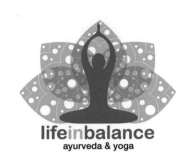

⑥ 塔瓦瑞 (Tawaree)	身體的右側，與撒哈特撒倫吉絲路徑相同，但是在身體的右側。 生病時會引起：眼睛張不開。目眩。眼睛痛。有時僅右眼疼痛。
⑦藩烏森 (Lawusang)	**身體的左側，**與撒哈特撒倫吉絲路徑相同，但是在身體的右側。 **生病時會引起：**眼睛張不開。目眩。眼睛痛。有時僅右眼疼痛。
⑧烏朗卡 (Ulanga)	身體的右側，與蘿烏森路徑相同，但是在身體的右側。 生病時會引起：耳痛、耳塞。失去平衡感覺。
⑨ 南達卡瓦特 (Nantakawat)	**從身體的中心，**以肚臍為起點，分成兩條線如下： 蘇庫嬡(Suku-mang)— 在肛門結束。 絲琪妮（Sikinee）— 在烏朗卡結束 **生病時會引起：**下腹部腫脹、肛門部腫脹。
⑩奇加 (Kitcha)	身體的左側，以肚臍為起點，延伸至子宮、生殖器。 生病時會引起：尿阻塞、尿混濁、恥骨部疼痛。

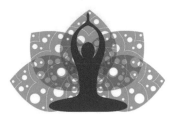

病癥與擅線之間的關聯

腹痛/疾病/不適（下部）：Itha–Pingala,Kalatharee,Sahatsarangsi–Tawaree

腹痛/疾病/不適（上部）：Sumana

返酸：Sumana

心絞痛：Kalatharee

憂慮：Itha – Pingala

闌尾炎：Sahatsarangsi – Tawaree

手臂痛/僵硬/傷病：Kalatharee

關節炎（四肢和手指、腳趾）：Kalatharee

哮喘：Sumana

背痛/僵硬/傷病：Itha – Pingala

顏面神經麻痺：Sahatsarangsi – Tawaree，Lawusang –Ulanga

情感失常：Sahatsarangsi – Tawaree

血壓：Itha – Pingala

乳腺疾病/不適/癌：Lawusang – Ulanga

呼吸困難：Sumana

支氣管炎：Sumana

心律不齊：Kalatharee

心臟疾病/不適：Kalatharee

白內障: Sahatsarangsi – Tawaree

胸痛：Kalatharee，Sahatsarangsi – Tawaree，Sumana，Lawusang–Ulanga

體寒： Itha ~ Pingala

感冒：Itha – Pingala，Sumana

結腸痛/疾病/不適：Itha Pingala，Kalatharee，Sahatsarangsi–Tawaree，Nan–takawat

便秘：Nantakawat

咳漱：Itha – Pingala，Kalatharee，Sumana

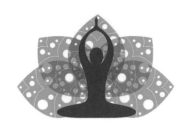

憂鬱：Kalatharee

橫隔膜痙攣/不適：Sumana

腹瀉：Nantakawat

頭暈：Itha–Pingala

耳感染/疾病/不適：Lawusang – Ulanga

癲癇：Kalatharee

陽痿：Kitcha

眼感染：Sahatsarangsi – Tawaree

眼：Itha – Pingala，Sahatsarangsi – Tawaree

面部癱瘓：Sahatsarangsi — Tawaree，Lawusang ~ Ulanga

疲勞：Itha – Pingala，Sahatsarangsi – Iawaree

發燒：Itha – Pingala，Sahatsarangsi – Tawaree

手指痛/僵硬/傷病：Kalatharee

足痛/僵硬/傷病：Kalatharee

膽囊疾病/不適：Itha–Pingala

月腸痛/疾病/不適（下部）：Itha – Pingala，Kalatharee，Sahatsarangsi – Tawa– Nantakawat

青光眼：Sahatsarangsi – Tawaree

齒銀疾病：Sahatsarangsi – Tawaree

手痛/僵硬/傷病：Kalatharee

頭痛：Itha – Pingala

聽力喪失：Lawusang – Ulanga

心臟疾病：Kalatharee，Sumana

疝氣：Kalatharee，Sahatsarangsi — Tawaree，

失禁：Nantakawat

消化不良：Sumana

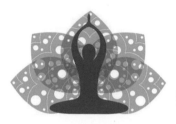

病癥與擅線之間的關聯

腸疾病/不適：Itha-Pi ngala,Kalatharee, Sahatsarangsi –Tawaree, Nantaka–wat

黃疸：Kalatharee

下額痛/僵硬：Lawusang – Ulanga

膝痛/僵硬/傷病：Itha — Pingala，Kalatharee, Sahatsarangsi – Tawaree

哺乳期：Lawusang – Ulanga

腿痛/僵硬/傷病：Kalatharee

疲乏： Itha – Pingala, Sahatsarangsi – Tawaree

肝病/不適：Pingala

肺病/不適/感染：Sumana，Lawusang – Ulanga

月經不調或疼痛：Nantakawat

鼻塞：Itha – Pingaia

惡心：Sumana

頸痛/僵硬/傷病：Itha – Pingala

口腔感染：Sahatsarangsi – Tawaree

卵巢疾病/不適：Kitcha

癱瘓（四肢）：Kalatharee

癱瘓（脊髓損傷）：Itha – Pingala

胃潰瘍：Sumana

前列腺疾病/不適/癌：Kitcha

心理不適：Kalatharee

生殖系統疾病/不適：Kitcha

呼吸系統感染/疾病/不適：Sumana

風濕性心臟病：Kalatharee

精神分裂癥：Kalatharee

隔膜：Itha ~ Pingala

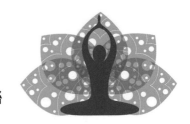

肩部痛/僵硬：Itha – Pingala

竇炎：Itha – Pingala

喉痛:Itha – Pingala，Sahatsarangsi – Tawaree，Sumana，Lawusang – Ulanga

腹部疼痛/疾病/不適：Sumana，Lawusang – Ulanga

緊張：Itha – Pingala

睾丸疾病/不適：Kitcha

咽喉感染/疾病/不適：Itha – Pingala，Sahatsarangsi – Tawaree，Sumana，Lawusang – Ulanga

耳鳴：Lawusang – Ulanga

顳下頜關節：Lawusang – Ulanga

腳趾痛/僵硬/傷病：Kalatharee

牙痛：Sahatsarangsi – Tawaree，Lawusang – Ulanga

胃潰瘍：Sumana

尿道感染：Itha – Pingala，Nantakawat

子宮疾病/不適：Nantakawat，Kitcha

陰道感染/疾病/不適：Kitcha

眩暈：Itha – Pingala

視力下降：Itha – Pingala，Sahatsarangsi – Tawaree

嘔吐：Sumarm

虛弱：Itha – Pingala，Sahatsarangsi – Tawaree

百日咳：Kalatharee

　　以上這些圖表指出了各種癥狀與擅線之間的聯系。在使用這張表時，觀察患者所表現出來的癥狀，之後判斷哪些經脈受到了影響。再根據圖表進行理療。

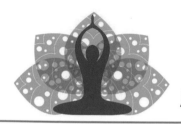

腿部的擅線

腿部內側

●擅線1以腳踝骨上方為起點，沿著脛骨內側移動，橫過膝蓋表面約一拇指的長度（以被按摩者的拇指為準），自膝蓋骨的中心向下，接著筆直向上至鼠蹊部的摺線。

●擅線2大約在線1及線3的中間，以腳踝骨下方為起點，向上至小腿肌肉中間，橫過膝蓋表面大約兩個拇指的寬度，接著自膝蓋骨中間向下，然後繼續筆直向上到大腿內側中間鼠蹊部的摺線。

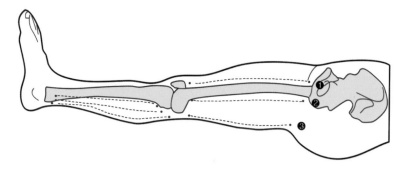

●擅線3以腳踝後方跟腱內側邊緣為起點，筆直向上到小腿肌肉內側，橫過膝蓋表面大約三個拇指的距離，向下至膝蓋骨的中間，最後在靠近臀部的起點結束。

腿部外側

●擅線1以腳踝前方為起點，沿著脛骨向上至鼠蹊部，橫過膝蓋表面約一拇指的長度^接著向下至膝蓋骨中間，最後筆直地向上至腿部或臀部.的摺線結束。

●擅線2大約在擅線1及擅線3的中間，以腳踝骨上方為起點，向上到小腿中間，接著橫過膝蓋表面約兩根拇指長度，向下到膝蓋骨中間，然後繼續向上到大腿外側中間，最後到臀部的措線結束。

●擅線3以腳踝骨的下方為起點，大約在跟腱附近，向上沿著小

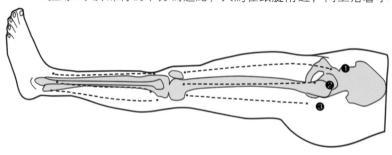

腿外側邊緣，橫過膝蓋表面約三根拇指的長度，向下到膝蓋骨中間，然後繼續向上到大腿外側邊緣，最後自大腿到臀部摺線結束。

Sen在解剖人体学里。刚开始的学习者常常会有困惑，要如何去感应擅线？冥想的练习可以启发学习者感觉到擅线的存在及人体上的能量，当我们的意识集中于当下，整个能量和感觉在身体上会变得更明显。虽然擅線 Sen 没有具体的在每一个泰国被动瑜伽特定的活动范围上，当进行理疗中，理疗师无论用他的手掌、拇指、脚、腿、腹部、背部、胸部、手臂、手、或脸，被动瑜伽里面的辅助瑜伽体势会同时激活一些擅線 Sen上的能量，这些伸展动作配合手掌和手压动作，提供了一个全面性的身体理疗。

能量或驅使能量往外。在印度的傳統，這些能量核心被稱爲marmas。通常，當我們生病是因爲能源堵塞或這些marmas失衡。平衡和通過施加壓力，這些核心點可以恢復prana的自由流動。以減輕常見的疾病、疼痛，促進身體能量流。

壓力點marmas

　　阿育吠陀按摩的另一個重要因素是壓力點系統marmas。壓力點療法是一種古老的藝術，在許多亞洲國家實行的理療藝術。沿着擅線 Sen 的途徑，在prana流動的集中點，能量核心就像螺旋式的漩渦，可以保留

阿育吠陀ayurveda

　　阿育吠陀ayurveda從兩個梵文詞派生生字：ayur 這意味着"生命"和吠陀，意思是"知識"。這些詞描述了一個和諧的生活理念;身體的知識，阿育吠陀的功能作爲一個生活的保養指南。阿育吠陀治療的方法在印度和斯裏蘭卡仍在實行及在西方接受其作爲一個整體來治療身體的療法。泰式被動瑜伽作爲輔助瑜伽練習，節奏和力度，其中的體勢在阿育吠陀引導原則下： vata緩慢和溫和，（不激烈及輕鬆的pitta），kapha精力充沛，在泰國，泰式被動瑜伽及阿育吠陀的鏈接知識已經全部丟失;此法的目的之一是彌合泰國被動瑜伽及古老的阿育吠陀根基。

　　印度傳統的醫術，源至於吠陀經中的阿育吠陀，梵文意指身體、心靈的知識。相傳5千年前，印度聖者聚集在喜馬來亞山下，共同研究、探討生命的長壽之道，借神的智慧，聖者以梵文寫下人類治百病的寶典。　阿育吠陀相信宇宙萬物是由火Tejas、水Apa、地Prithvi、空Akash、風Vayu 所形成的被稱爲 panchamahabbutus，很接近中國的金、木、水、火、土。而人之所以有病痛就是體內的能量失衡，能量印度稱之為督夏Dosha，能量源自於體內的風Vata，火Pitta，水Kapha，能量的平衡。　阿育吠陀相

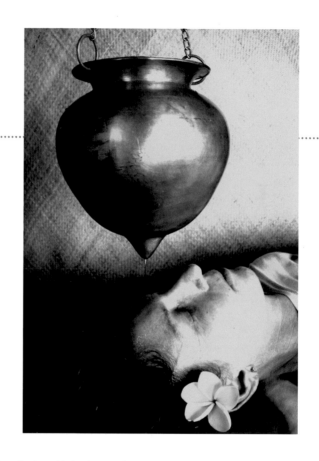

信了解自已的身體，預防勝於治療。因此阿育吠陀要人注意自已的飲食均衡，吃、吐納、睡眠數第一要。阿育吠陀將食物分類Kasaya，甘、酸、甜、苦、辣、辛。適當的調理是建康之本，　阿育吠陀要人善待自己的身體，崇尚自然，心靈合一，身心平衡、協調的理念，常記心頭。印度瑜珈術奉古瑜珈經為綱，奉阿育吠陀為本，相輔相成。　阿育吠陀在理解病人失衡狀況，以不同的藥用植物服用或以布包草藥，在病人身上按摩，不同的力道，部位來回按摩，能借按摩勝透人體，也可將病毒擠出體外，達到療效。引進阿育吠陀的傳統療法和瑜珈及SPA結合，成為如今賣點。

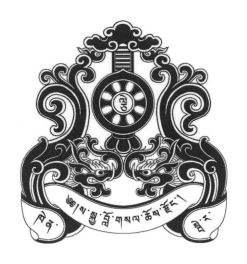

三種督夏 Tridoshas

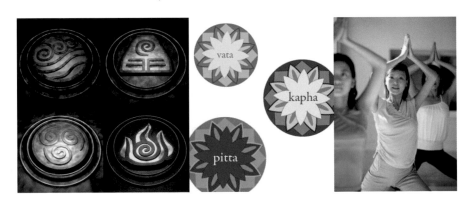

「每個人體內都有風型、火型、土型三種督夏 Tridoshas的特質，隨著年齡增長、季節及環境的變化，體內較強勢的督夏會明顯地影響我們的身心運作，並且反應在我們的飲食習慣、思考模式及行為應對中」，基本上每個人都合併有二~三種督夏Tridoshas能量的特徵，了解自己的督夏特質，你才能幫助自己恢復、維持督夏的平衡，達到身心靈和諧的狀態。

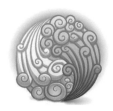

風型督夏Vata
由風與空氣組成

性格特色

　　風型人的個性是變動的，因此他們的熱忱高、點子多、行動力好、社交能力強，整個能量是向外發散的。雖然他們想到什麼就立刻行動，好奇心十足，不過持久力不佳，常常是三分鐘熱度，對事物的持續及穩定性都嫌不足。記憶力較差，崇尚自由、感覺纖細充滿創造力與想象力，但也容易多愁善感、善變、浮躁。從外型來看，風型人不是偏高就是偏矮，體態纖瘦，肌膚偏乾，毛髮較稀疏，手腳經常冰冷，也容易有便秘困擾。

督夏能量平衡時 >

　　熱情的、創造力豐富的、樂觀的、行動力強

督夏能量不平衡時 >

　　情緒不穩定、緊張、焦慮、失眠、過敏、便秘

易患疾病 >

　　大腸性疾病、便秘、畏寒、頭痛、腰痛、肩膀僵硬、骨頭疾病……

飲食建議：

　　建議可以多攝取溫暖的食物，熱騰騰的食物可讓乾燥寒冷的風型人鎮靜下來，除了熱食，熱性食物或油脂豐富的食物也可以多食，如薑、蜂蜜等，對改善體質也有幫助。應該避免的食物是冷的、辣的、澀的，這類食物會讓偏寒體質更不平衡。

瑜珈體位法修練：

　　為了讓風型人的思緒更穩定，神經系統可以鎮定下來，多練習溫和、深度，可以安定身心能量的靜瑜珈、陰瑜珈，或是精油按摩，都能發揮鎮定舒緩效果。

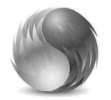

火型督夏Pitta
由火跟水組成

性格特色

　　火型人很有熱情，堅持自己的主張，有完美主義傾向，做事非常積極，行動力強，不過容易不耐煩，常發脾氣。跟風型人不太一樣，火型人吸取新知、採取的各種行動，都很有目的性，他們知道自己追求什麼，是有野心的一群。外型上來看，身材中等，肌膚偏油性，雖然食量不錯也不易發胖，不過消化系統容易出狀況。

督夏能量平衡時 >

　　注意力集中、理解力強、判斷力好、有領導能力、追求新知

督夏能量不平衡時 >

　　批判性強、不耐煩、愛生氣、完美主義、拉肚子

易患疾病 >

　　胃潰瘍、胃炎、肝臟疾病、血液疾病、肝臟疾病、眼睛疾病……

飲食建議：

　　多喝水對火型人來說特別重要，容易乾渴的體質，水份補充不可少。建議天性愛吃辣、刺激性食物的火型人，減少這類食物攝取，改吃清淡乾淨、冷化過的食物，如椰子水、美生菜、香菜……有點苦味、澀味、甘味的不過熱食物，也很適合火型人食用。

瑜珈體位法修練：

　　對個性急的火型人來說，可以鎮定神經的動作，靜瑜珈、陰瑜珈，甚至是簡單的前彎動作，都能安撫容易燥動的情緒。

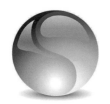

水型督夏Kapha
由水跟土所組成

性格特色

給人充滿愛與關懷印象，性格溫柔忠誠，感情豐富，跟土型人在一起很容易放鬆，不自覺會信賴他。有耐心、細心，講話慢、動作慢，個性也偏保守。水型人的代謝較差，外型上看來，骨架粗大、雖然容易有體重過重的問題，不過也是全身平均胖。皮膚偏白，摸起來有滑潤感，整體來說免疫力不錯，不容易生病。

督夏能量平衡時 >

有愛心、有耐心、溫柔、體貼

督夏能量不平衡時 >

占有慾強、懶散、頑固、憂鬱、肥胖、想太多

易患疾病 >

氣喘、支氣管炎、鼻炎、浮腫、腹部疾病、關節疾病……

飲食建議：

少喝冰涼飲料，油炸、高熱量的食物，都是土型人應避免的飲食內容，減輕食物的熱量負擔，身體負擔也能跟著減輕。辣的、澀的、苦的，香料類的食物都可以多吃，例如胡蘿蔔、蘆筍、高麗菜、秋葵、低脂牛奶……

瑜珈體位法修練：

對活力略嫌不足的水型人來說，有流暢動作的flow動瑜珈、ashtanga八支瑜珈，藉由移動、呼吸過程，提高改變水型人的活動能力。

透過飲食，將治療能力交給自己

了解自己的督夏，是實行阿育吠陀療法的第一步。當體內督夏能量平衡，我們的身心處在健康狀態，一但督夏能量失衡，病痛、負面情緒都會產生。

如果督夏失衡要如何解救？「透過每天的三餐、睡覺、排泄等行為，將失衡的督夏調整歸位，是最長久有效的方式。」，每個人督夏並非固定不變，它因應外在環境，個人心緒隨時都在做變動，就算進行阿育吠陀飲食調整，也非一套飲食方式用到底，了解自己的現況，分析自己的狀態，做出對現下最好的選擇，才是阿育吠陀療法的最終目的。首先，從吃得簡單開始，就能慢慢感受食物的美好。

吃東西聽起來很簡單，不過妳選擇什麼東西吃、為什麼要吃、怎麼吃，背後的道理卻很不簡單。現代人的食慾、食感，受到各種因素影響，已非天生使然，如果你想吃東西並不是因為餓，你選擇的就並非是身體最想要的食物。「轉化你對飲食觀念，才有機會藉由吃東西來調整體質。」

「觀察每次吃東西后身體的反應，先過濾掉吃了之后身體有不良反應的食物，再做喜好的選擇」想要培養身體的敏感度，得透過食物與自己的觀察，找出對自己真正好的東西。

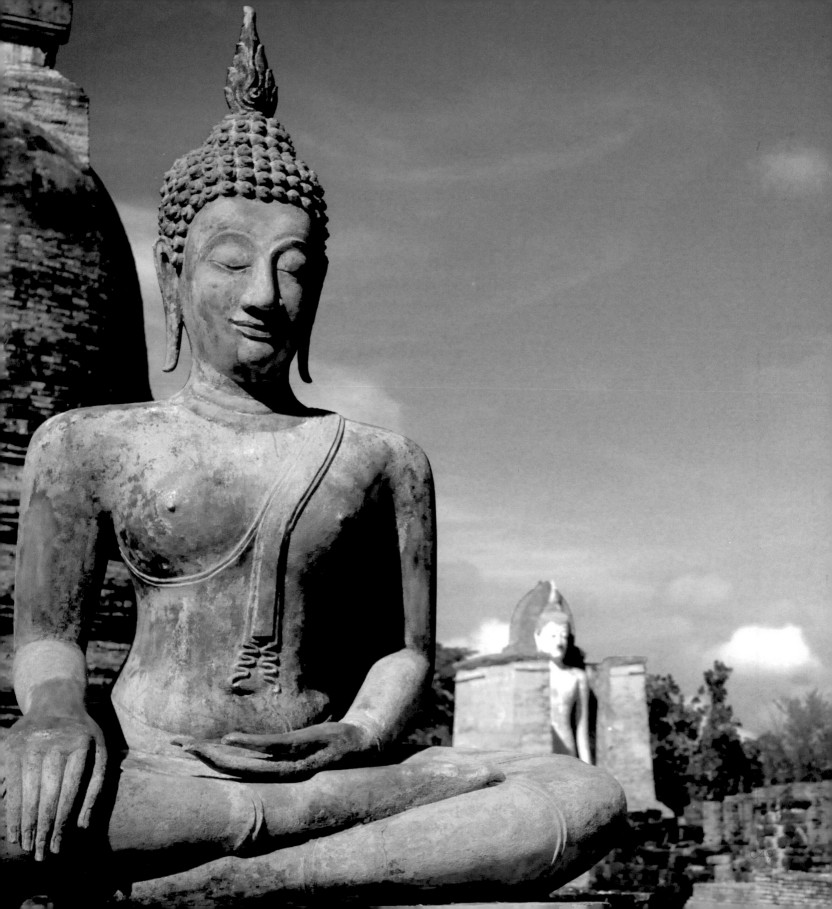

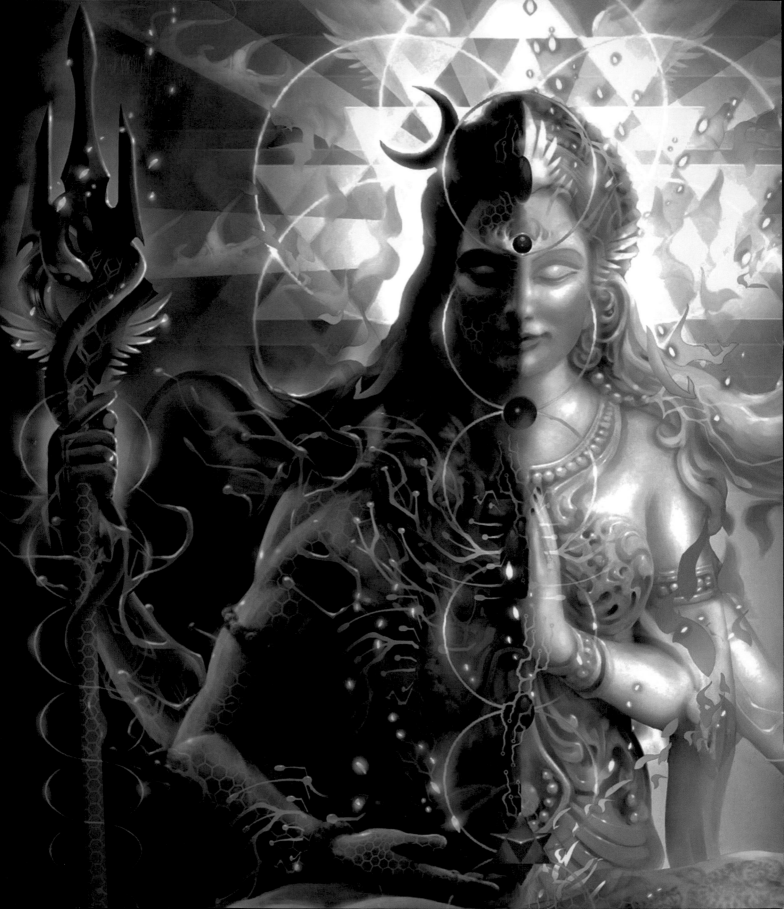

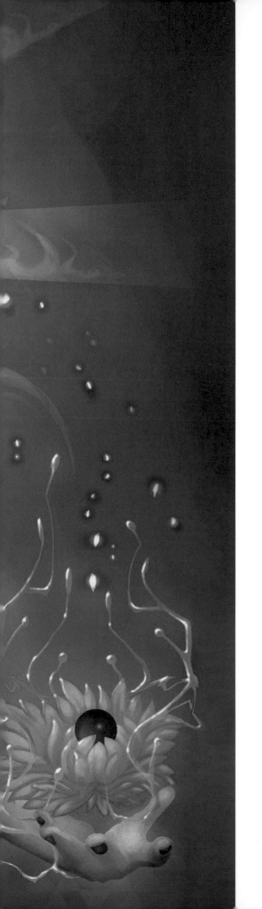

🪷 古代醫學四大支別

　　被動瑜伽的認可性，在今日的醫療體系，能讓病人在醫院內進行治療并成爲古代醫學四年大學的科目之一。古時候的僧侶認爲生病是來自于外界邪靈的入侵或身體的機能失去平衡所導致，所以他們都會到寺廟尋找僧侶來替他們醫治，在當時的僧侶用四種醫學模式互相配合使用；

1、靈性禪修音療：透過冥想及祈禱或頌鉢的音量改善其心靈修爲，對佛學領悟的增長，驅走外界的邪靈。

2、飲食治療：使用我們吸收的食物本質、營養，配合不同食物的特點，如阿育吠陀中的飲食概念，平衡身體機能系統，補充營養，增加能量。

3、按摩治療：以手形成的一種特別的身體形式療法，激活能量綫，調整關節錯位，平衡身體內部各大系統及改善身心靈的平衡。

4、草藥治療：利用草本植物的藥性分，分別以內服和外敷的方式，通過腸道吸收或將藥包加熱，吸入草藥的氣味，加以按摩，再將藥汁通過皮膚吸收，加强功效。這種治療方式常被使用在SPA中，加以被動瑜伽手法及音療法效果更爲突出。

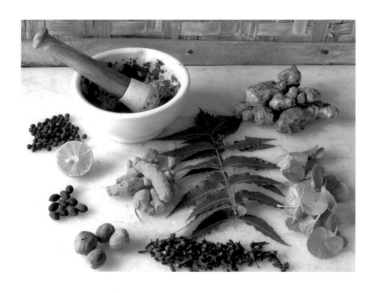

阿育吠陀的三大形體

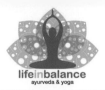

類 型	Vata型 瓦塔	Pitta型 皮塔	Kapha型 卡帕
習慣特征	三餐不定時,喜歡吃,且吃東西很快。易便秘、淺眠或失眠,容易疲倦。討厭寒冷、多風的天氣。	胃口大,常常覺得饑餓、口渴,喜歡吃冷食、喝冷飲。討厭炎熱的天氣。	喜歡吃重口味的食物,很少有饑餓感,容易入睡,且睡得很沉穩。討厭潮濕寒冷的天氣。
能量過剩時,容易產生的身心障礙	身體方面,會膚色暗沉、嘴唇乾裂,出現頭暈目眩、偏頭痛、胃脹氣或便秘、肌肉緊張酸痛、發抖、痙攣等症狀。情緒方面,容易感到緊張、不安、沮喪、恐懼、抑鬱,變得膽小退縮。	身體方面,長粉刺、斑點或其他皮膚病。容易消化不良、腹瀉、腸胃炎、口臭、過敏,睡眠品質不佳〔失眠、淺眠、多夢〕等。情緒方面,容易焦慮、驕傲、易怒、暴躁,好攻擊和批評別人。	身體方面,體重容易增加,導致肥胖、呼吸道與消化道疾病,或體液滯留,使四肢沉重、水腫。有糖尿病趨向。情緒方面,容易拖延、逃避、嫉妒、不安全感'貪婪、嗜愛。
建議運動	保持心情的平情沉穩,適合緩慢的活動, 如瑜畑、散步、騎自行車。	需要可以放鬆,不過於激烈的活動,如游泳、爬山、快走。	適合挑戰性比較高,且可以激發熱能的活動,如跑步、網球、有氧舞蹈。
適合精油	迷迭香、檸檬、玫瑰、薄荷、黑胡椒、香水樹、茉莉。	馬喬蓮、乳香、快樂鼠尾草、天竺葵、葡萄柚、熏衣草、橙花。	檀香木、雪松、油加利樹、玫瑰、佛手柑、羅勒、杜松莓、絲柏。
睡眠	最多	平均	最少
最佳治療力度	温和	中等	深、強有力
建議瑜伽體式	緩慢、接觸地面的、坐姿、平衡姿勢、向前彎。在地面上放鬆的,猫式、膝蓋碰頭、天使扭轉等等	平躺的、冷靜的、腹部有壓力的。座次替換向前彎、蝴蝶式、(坐姿)脊柱扭轉	激烈的、流動的體式,促進新陳代謝。如:三角式、下犬式、眼鏡蛇、倒立、犁式

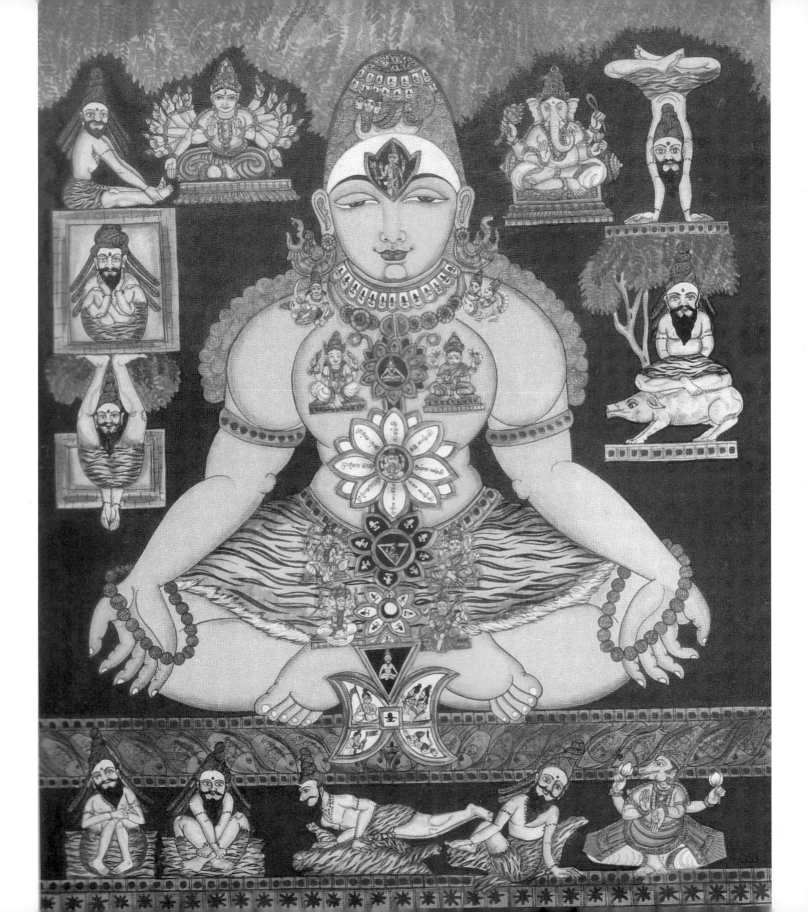

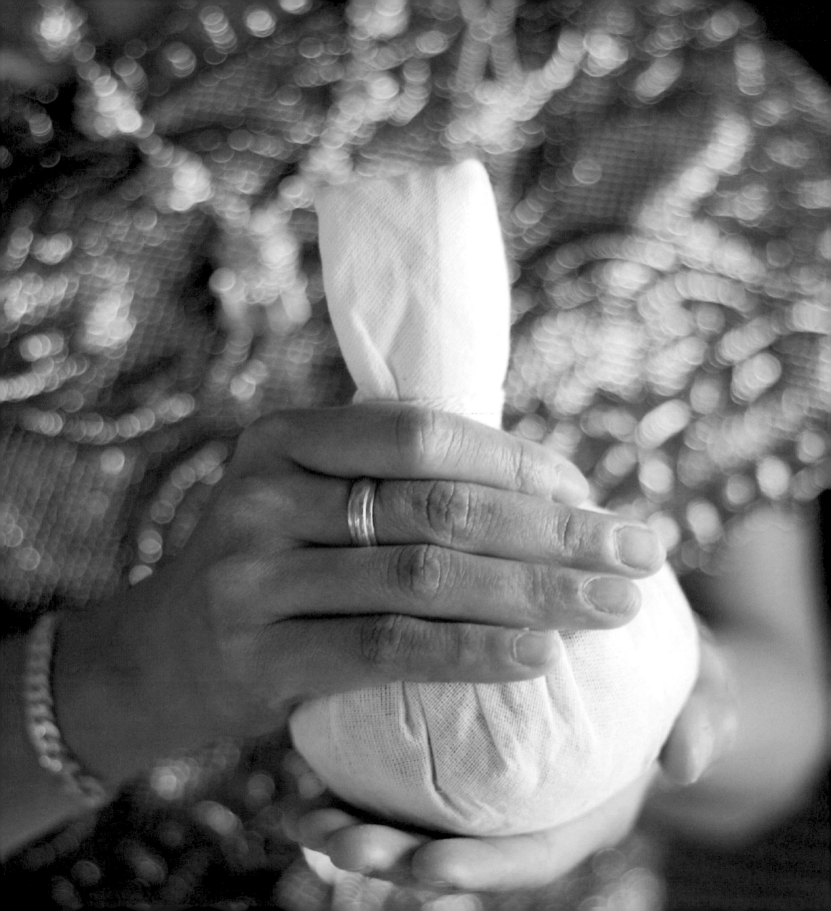

上前身後背，肩膀痛疼、僵硬

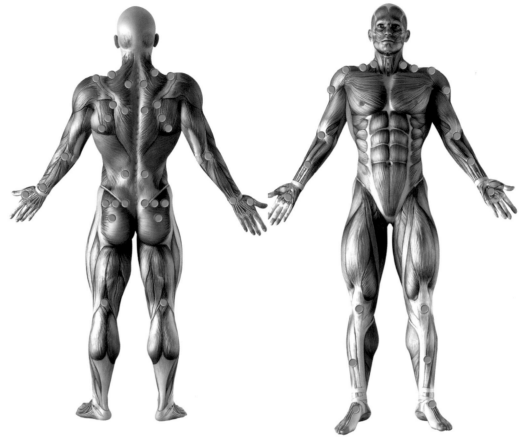

在眾多水療SPA項目中,不論是泰式還是阿育吠陀療法,草藥球治療可說是水療界在亞洲地區的代表項目,其形象充滿古舊文化的原始韵味,再配以天然草藥的藥效,吸引了無數追求自然療法的人士,并大受歡迎。

草藥球治療得到業界專業理療師的採納和認同,因為它能透過多種治療途徑,將意想不到的功效帶到被治療者身上。

 ## 草藥球的基本成分與功效

草藥球會根據被治療者的體質及需要,滲入不同種類的草藥,提供個人量身定制的功效。

至于市場上買回來的草藥球成品,一般已滲入不同功效的草藥,涉及的療效範圍較廣, 為了迎合較為廣泛的被治療者,藥性亦較溫和,再加上運用外敷的方法,幾乎沒有副作用。

以下的草藥材料,多能在現成的草藥球製成品內找到。現在就讓我們一起體驗這些草藥球外敷療法時所發揮的功效。

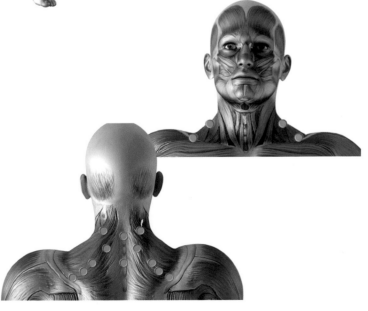

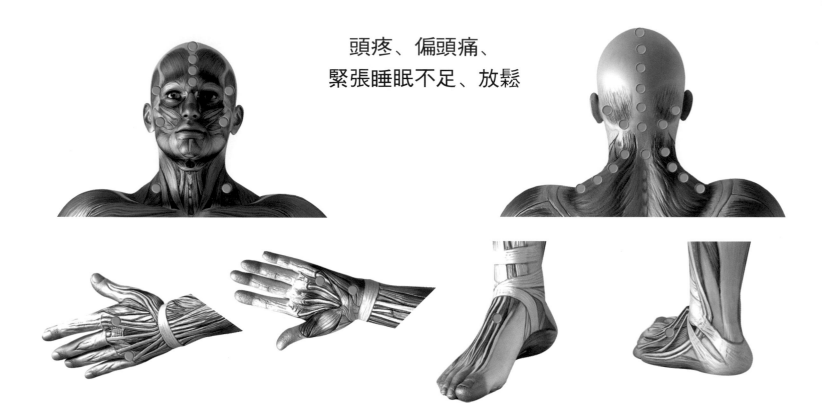

頭疼、偏頭痛、
緊張睡眠不足、放鬆

 草藥球的治療途徑

草藥球主要是由下列四種途徑發揮功效：

1 熱療效應

草藥球必須加熱才能完全發揮效果：增加患處的血液循環；營養的運送也因此變得更爲有效；放鬆緊繃的肌肉。

2 由氣體吸入

透過熱蒸的過程，草藥球內的部分藥性會隨蒸氣散發在空氣裏，發揮原始的香薰效果。當被治療者吸入這些氣體，藥性便會通過呼吸系統直接吸收，由血液傳達到身體內，對心肺的療效較爲直接及快捷。同時也具有安神效果。

3 由皮膚吸收

草藥球經蒸熱后，球內的草藥所滲出的帶藥性的汁液在接觸皮膚表面後會被慢慢吸收。而汁液停留在皮膚的時間愈長，治療的效果也愈持久。對于局部性肌肉疼痛的被治療者來說，效果更為顯著。同時，亦可隨被治療者的需要，在球內添加一些具有美白或潤肤功效的草藥。

4 直接按壓

將草藥球直接按壓身體，除了能產生按摩效果外，理療師也可針對被治療者的體形，以滾動及拉伸能量綫的手法技巧，將草藥球的療效發揮得更加淋灕盡致。

敷療草藥配方

在你面前擺放二塊薄綿布，把草藥配料分別放在每塊布上，之後包裹嚴密，做成一包。把布包放在蒸鍋內，于華氏250度蒸15至20分鐘，之後取出。在敷于顧客身體前讓布包溫度降到適宜（在你的前臂上感覺布包溫度是否合適）。用適宜的壓力把布包敷在顧客身體皮膚上。布包變凉後可以再用蒸鍋加熱，布包內的草藥在**丟弃**以前可以反復使用2小時。泰國的草藥敷療有兩個經典配方，并由此衍生出許多其他配方。以下講述的兩個草藥配方是流傳于清邁地區的傳統配方和曼谷臥佛寺傳統配方，但是多數治療師都有經常使用的或以顧客的個人需求爲主導的配方（如關節炎、傷風、感冒、發燒和其他疾病）。

曼谷臥佛寺——曼谷南方派系的傳統配方。每次藥敷用一把姜（Zingiber cassumunar），加一把混在一起的檸檬草（Cymbopogon citratus)和樹橘葉 (Citrus hystix)。每次藥敷結束後撒一些樟腦顆粒（Cinnamomumcamphora)。

清邁：在清邁常用的配方，并由施瓦格派系流傳。開始時用一把姜，加一把混在一起的柑橘葉和皮、桉樹葉（Eucalyptus globulus)和肉桂樹葉（Lirmamomumzeylanicum）。每次藥敷結束後撒一些樟腦顆粒（Cinnamomumcamphora)。

注意：在藥敷中的姜可以使用普通的姜，但注意不要替換其他草藥材料。另外，精油不宜用于藥敷，因爲它會在蒸鍋中很快揮發掉。

治療方法請參閱病征和擅線受阻的示意圖，擅線受阻的病人注意如何從直接按壓受阻部位的按摩方法中受益。

在這種情況下病人可能需要熱壓的治療方法，但很多病人由于太敏感而不能直接接受在擅線受阻部位的指壓按摩。草藥敷療是一種沿擅線，在穴位和關節進行熱壓的好方法，尤其是那些不能使用按摩進行治療的部位。草藥熱敷和指壓按摩的效果相同。在進行熱敷時，你祇需把草藥包放在治療部位，并用輕輕按壓。

注意：顧客經常會從草藥熱敷中得到放鬆并煥發活力，他們根本不用做瑜伽伸展動作。草藥熱敷對關節炎和關節僵硬相關癥狀的顧客有非常好的緩解作用，幫助這些病人做出他們以前根本做不到的瑜伽伸展動作。

草藥熱敷還可以有其他幾種方法與被動瑜伽按摩配合使用。

東南亞地區的很多診所都會在按摩和SPA之後，再以藥敷作爲一種撫慰方法放鬆顧客緊绷的肌肉而非强迫性。一般會使整個程序增加15–20分鐘。顧客

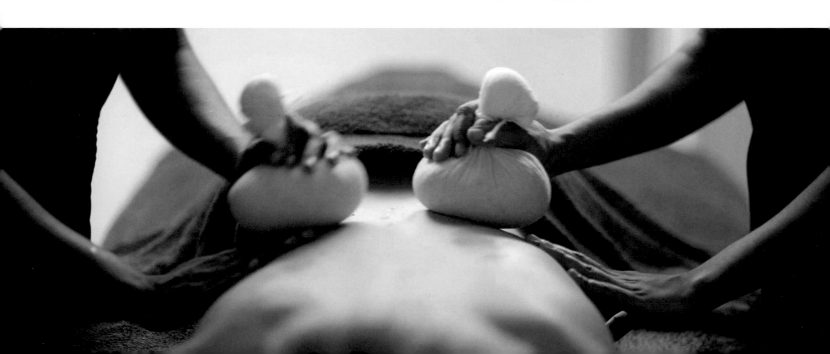

的整個身體都可以進行熱敷，徹底放鬆顧客身體每一個肌肉群。在此過程中使用熱敷會起放鬆和刺激的作用。泰式按摩也會利用草藥熱敷方法軟化和鬆動骨助，并在被動瑜伽伸展動作之前提高關節的運動能力。

腹部的草藥熱敷會促進消化和刺激內臟器官。直接的在顧客的皮膚上或隔着衣服進行熱敷可以讓顧客的身體發熱，有助於放鬆顧客緊張的身體。

另外一個做法是把草藥包做成熱的四方形墊枕，用於支撐顧客的頸部、頭部或膝部後側。還可能會熱敷重要的穴位以刺激體內的氣血流動。對手掌和腳掌進行敷療也能起到同樣的效果。在顧客身體的不同部位進行試驗時，一定要注意避開敏感部位，例如眼部。

被動瑜伽按摩配合四方形草藥熱敷還非常適合於產後，這些顧客不應接受非專業人士進行的按摩。身體的

多數部位，包括四肢都可以進行草藥敷療，以放鬆這些部位的肌肉和釋放草藥的療效。但是，胃部和下腹部不宜進行敷療，以避免幹擾體內的自然功能。你一定要確認對使用的草藥具備足够的認識，充分了解它們對各種病癥可能的作用。

敷療中草藥的芳香療效不能低估。這些草藥中很多都具有對心理和精神的平衡作用，并具備消除顧客的壓力。所有這些草藥還具有清除肺部和鼻竇阻塞的功效，對頸部和胸部進行草藥熱敷是治療感冒的絕妙方法。

另一種熱敷療法模式是冷敷。冷敷祇能用在受傷部位。方法是將使用的草藥應先蒸25–30分鐘，以釋放出草藥中有益的生物碱，之後再冷凍或冰存，之後敷在顧客受傷的肌肉、肌腱和韌帶拉傷、挫傷、血腫及其他部位進行"冷療"。冷敷有助於緩解腫脹和疼痛，促進驅散因經脉斷裂引起的氣血停滯。

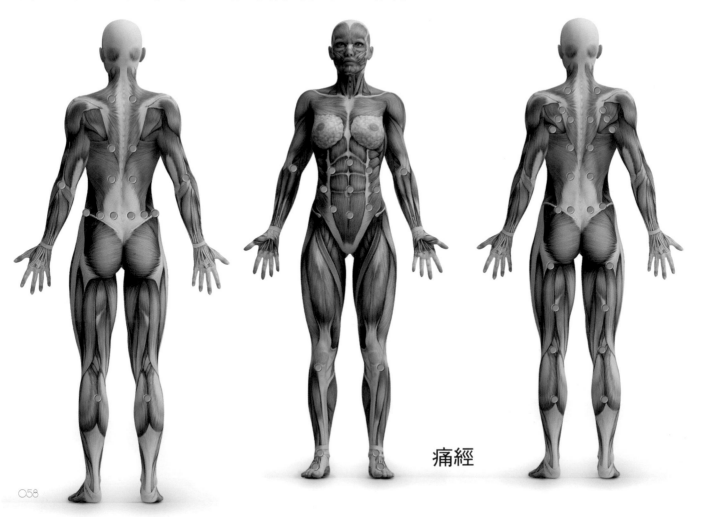

痛經

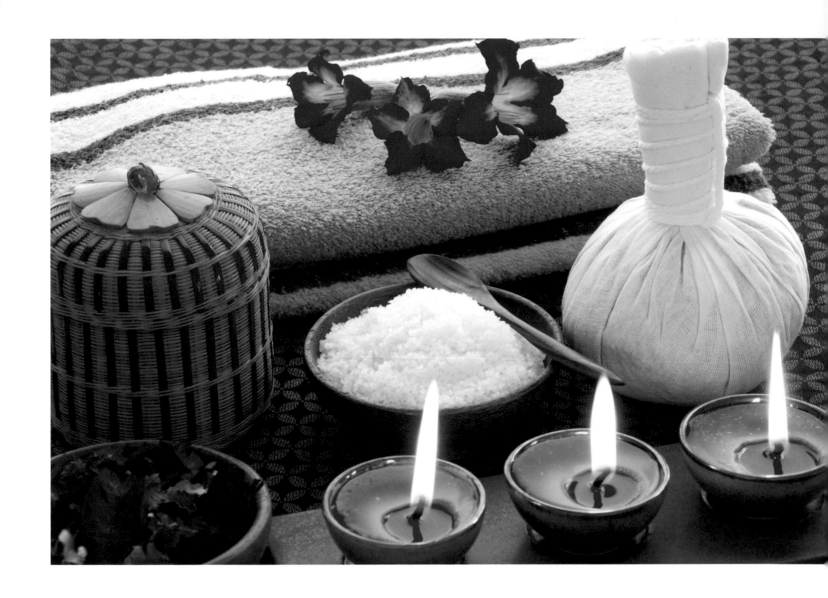

 ## 蒸汽浴或草藥桑拿

　　稍具規模的按摩SPA診所都有供顧客按摩之後使用的桑拿浴設施。目的是讓顧客在按摩之後放鬆身體，而且還可以讓在按摩過程中從毛孔分解出來的毒素快速排出體內。出汗是人體天然的淨化方法，泰國有在桑拿中使用草藥以促身體排毒的歷史。傳統泰式桑拿中使用的草藥配方和草藥敷療是一樣的，還可以添加多種不同香味的草藥以滿足各種不同顧客的需求。

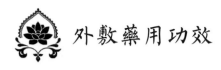 **外敷藥用功效**

沙薑 　可作薑參的替代品
　　　舒緩關節及肌肉的疼痛

薑黃 　潤滑皮膚
　　　改善受感染的傷口狀態
　　　舒緩傷口發癢

薑參 　消除關節扭傷或肌肉損傷引起的炎癥
　　　有助愈合肌肉和骨骼系統的傷害

青檸檬 按壓頭部位可去除頭皮屑
　　　　按腹部位可舒緩胃部不適

香茅 　按壓腹部位置
　　　1.可幫助排毒；利排泄；
　　　2.改善消化不良的狀況

尤加利 舒緩感冒引起的鼻塞/氣管不適
　　　　減輕肌肉酸痛和腫脹

樟腦 　消除關節疼痛的炎癥
　　　改善慢性皮膚病
　　　舒緩蚊蟲咬傷

海鹽 　幫助草藥球保溫
　　　讓皮膚更容易吸收草藥精華

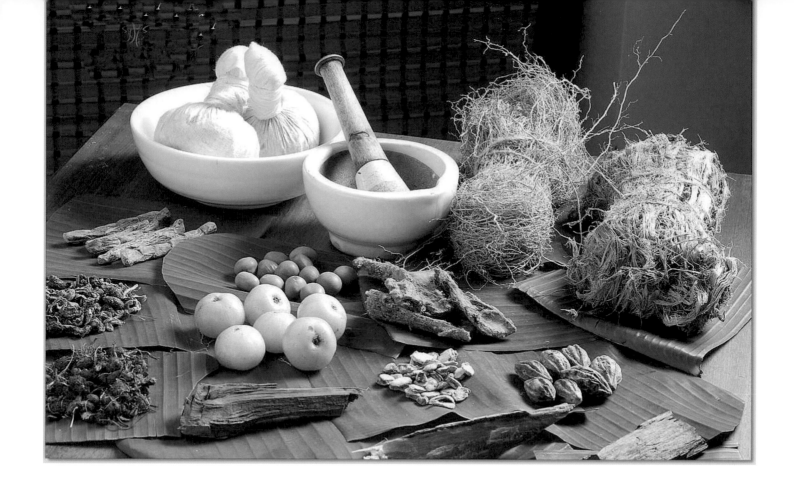

 ## 其他用于敷療的草藥

　　以下各種草藥也可用于泰式藥敷治療，你可以在上頁的傳統配方中試着添加 這些草藥配料（關于這些草藥的詳細資料請參閱《泰國草藥》一書 。

- 菖蒲(Acorns calamus)
- 辣椒油(Capsicum frutescens)
- 丁香(Syzygium aromaticum)
- 蒜(Allium sativum)
- 茉莉(Jasminum officinale)
- 特橡皮（Citrus limonum)
- 橘子皮（Citrus reticulata)
- 無患子(Sapindus rarak)
- 羅望子(Tamarindus indica)
- 義木(Curcumin zedoaria)
- 球姜(Zingiber zemmbet)
- 黑胡椒（black pepper）

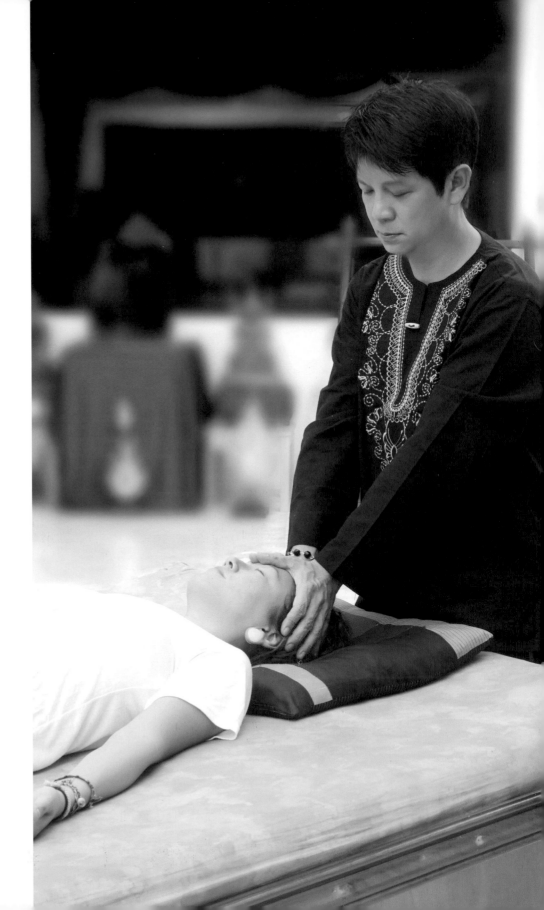

靈氣

就在今日，我對所有的
事心懷感激。
就在今日，我不擔憂。
就在今日，我不生氣。
就在今日，我誠實賺取
生活所需。
就在今日，我心存慈愛
與尊重，善待每一條生命

用愛與感恩之心
真誠面對自己
在大自然的助力之下
自我淨化與療愈
獲得成長
相信自己 相信世界
一切皆爲 純淨之光

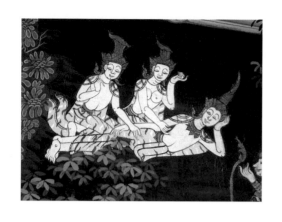

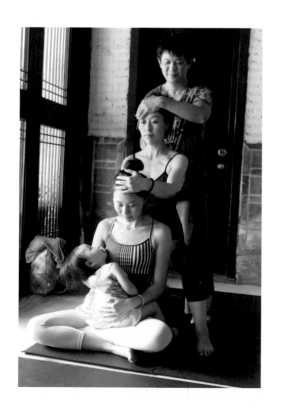

 # 靈氣Reiki是什麼？

靈氣一詞意即"宇宙的生命能量"。它由兩個日本字構成，rei即"宇宙靈魂"，ki即"生命力"中文意指：氣。是一種利用宇宙的生命能量供應人類所欠缺的能量，加速自愈能力的方法。一般情況，人體所損耗的能量，可以從運動、飲食和大自然等途徑獲得補充，倘若補充過程長期出現問題，能量耗用過多，便會引致身體、精神和心靈均產生不適，使人產生慢性疾病或亞健康狀態。

從量子物理學來說，在靈氣的療愈過程中，細胞會吸收自然生命的能量來補充身體能量，同時也會釋放身體沉重的負能量，在這種接收和釋放的過程中，呈現出生命能量的流動、平衡與和諧。

是天地之間無所不在的生命之氣，無限的、永無止境的流動着。能量滋養了一切生命——包括這個星球上的人、動物和植物。靈氣在能量屬性上是偏屬於自性的能量，這股能量能夠有效幫助你們維持在自我自性的狀態當中，使能使自我的本質不容易被外在所擾，幫助我們喚醒內在原有的本質。并使生物體處於平衡的一種方法。所謂的生命能量，就是將在能量磁場中活存的生命活動及各項資訊都調整到最調和狀態的能量。若是生命能量流轉良好，則人的記意力、集中力、判斷力、創造力、直覺等知性的能力會有所增進，而正因爲這些能力增進了，所以對于維持及促進健康、温柔、愛情等感性的、人性層面中較爲高層次的能力也有幫助，更可對提升精神及靈性的層次發揮極大的效果。

能量治療。是一種透過雙手將宇宙治療能量（即靈氣），傳送到身體，以達至保健强身及治病的自然療法。靈氣可被傳送給任何人，沒有年齡、性別、宗教、身體狀況的限制。它甚至可以被傳送給植物與動物！

靈氣是精神與心靈上的，它本身并不是一種宗教，您不需要有特別的信仰來學習和運用。

靈氣基于能量傳輸通過執業者將宇宙能量源傳給病人，以喚起及改善病人的Ki，或生命力。靈氣執業者再通過擔當管道角色，再移走病人的負面能量。

靈氣能量被視作精神實踐，雖然它不要求病人遵循某個特別的信仰體系。一些人以爲靈氣與他們的宗教或精神信仰相矛盾。

靈氣可以遠溯至西藏佛教經典，十八世紀中葉由日本的臼井瓮男重新發現。一般情況，所損耗的能量，可以從飲食獲得補充，倘若營養補充長期出現問題，能量耗用過多，便引至身體、精神和心靈均會產生不適，使人容易患上疾病及情緒化。靈氣療法就是一種針對以上原理，簡單和自然地吸收更多能量，重拾生命力。靈氣療法可以用來保健、減壓、開發靈性、平衡身心及治療，靈氣療法並不會損耗自己體內的元氣。

其他的補充能量方法，例如氣功或瑜珈，需要長期重覆練習，才可以接收和應用宇宙能量。如果停下來不練習，能量就會減弱，至於靈氣的能量不需要不停練習，祇需要多應用。

一個典型的靈氣病人通常是坐或躺姿勢，全身着衣。靈氣執業者將他或她的手輕輕地放在病人身上或身體上方。

根據靈氣理論，認為能量自動走向身體最需要的部位。靈氣執業者對該部位的意圖，被認為幫助引導能量流動。

靈氣執業者也可能運用手法圍繞身體，以確保身體無一部位被忽視。每個手法作2至5分鐘。手法通常是手掌朝下，手指及拇指伸展。

在靈氣後，人們可能覺得深度放鬆感。他們有時稱有溫暖或冷、麻、瞌睡、爽快的感覺，或癥狀減輕。

根據靈氣實踐，靈氣可從遠距離外執行，甚至長距離。

西方一些醫護人士用靈氣療法去幫助癌癥及嚴重疾病的病人，因為它能增強病人的心志及免疫系統，能有效預防病氣入侵，與傳統醫療產生相輔相成的效果。任何地方的典型的靈氣治療，可持續在30至90分鐘間。雖然它被視為特殊治療，靈氣也能結合其他補充/替代治療，或傳統醫藥治療。

通常我會鼓勵學員使用靈氣作為被動瑜伽理療時其中的一種技術，因為它的核心也是以冥想帶動動作。

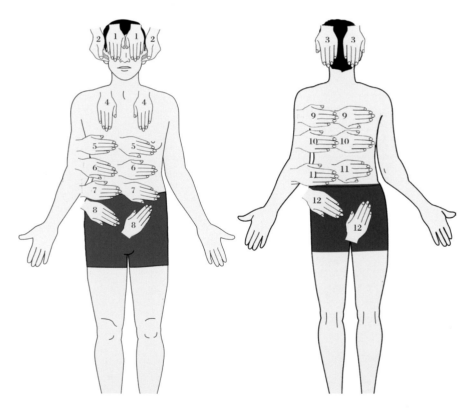

以上的2張圖顯示出靈氣的治療在雙手的位置，
一張為身體正面，另一張為身體的背面。

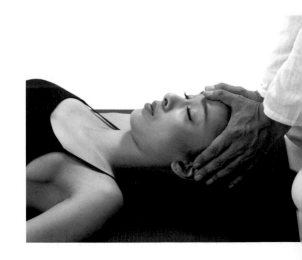

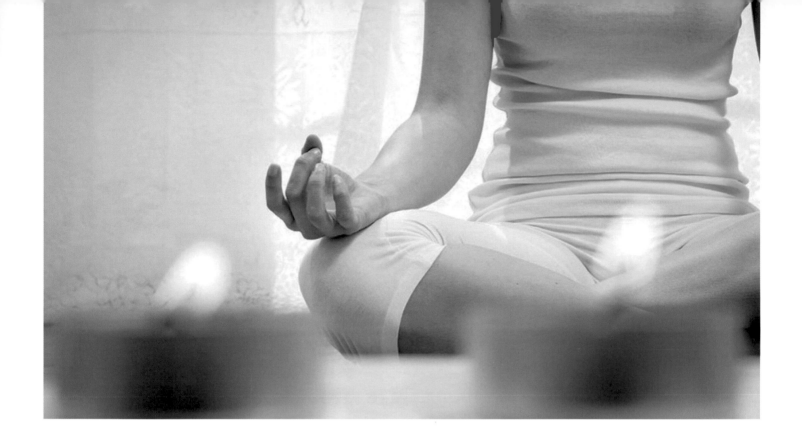

 人們為多種健康狀況運用Reiki，例如：

- 慢性疼痛 緩解頭痛、偏頭痛
- 減輕積存身體的負面能量
- 減輕內心痛楚、煩躁不安、恐懼感
- 促進個人成長、提升靈性修為
- 增強自覺、直覺與內在洞察力
- 改善皮膚素質，手腳冰冷

- 癌癥化療或放療副作用
- 舒緩女性經前綜合癥狀
- 安寧感，或靈性
- 增強瀕死人的安詳感。
- 舒緩長期疲乏癥狀，舒解痛楚
- 舒緩癌癥療愈期間的身心不適
- 改善睡眠質量、減輕神經緊張

- 療愈關節炎
- 手術痊愈
- 壓力
- 改善免疫力
- 隔空/遠程治療
- 能量治療
- 情緒治療

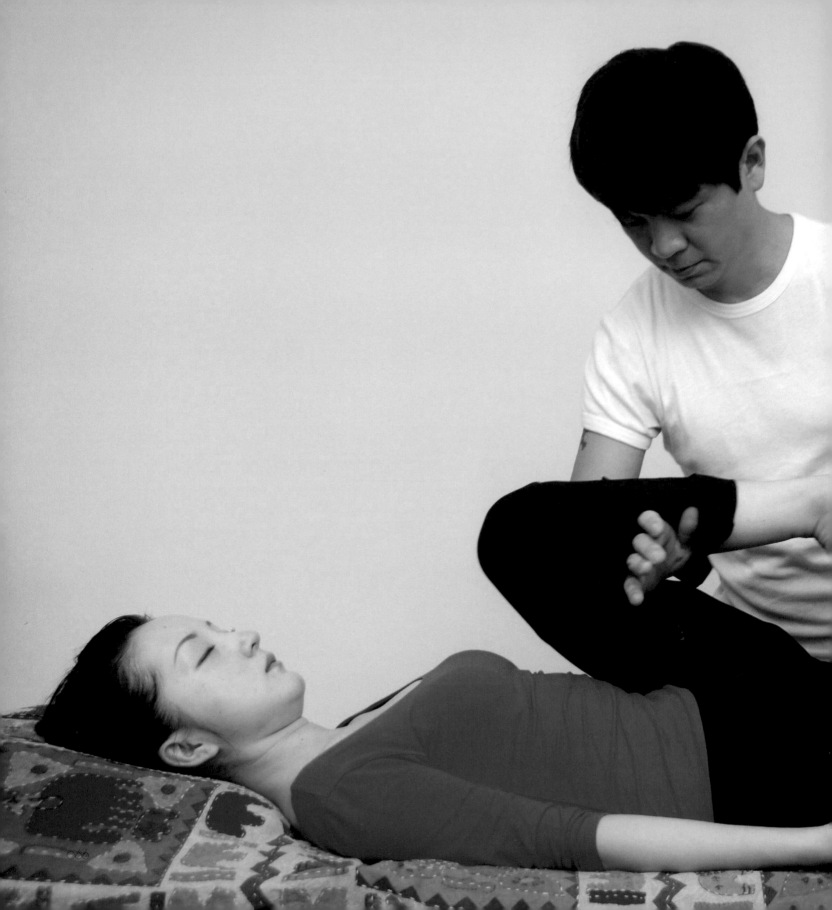

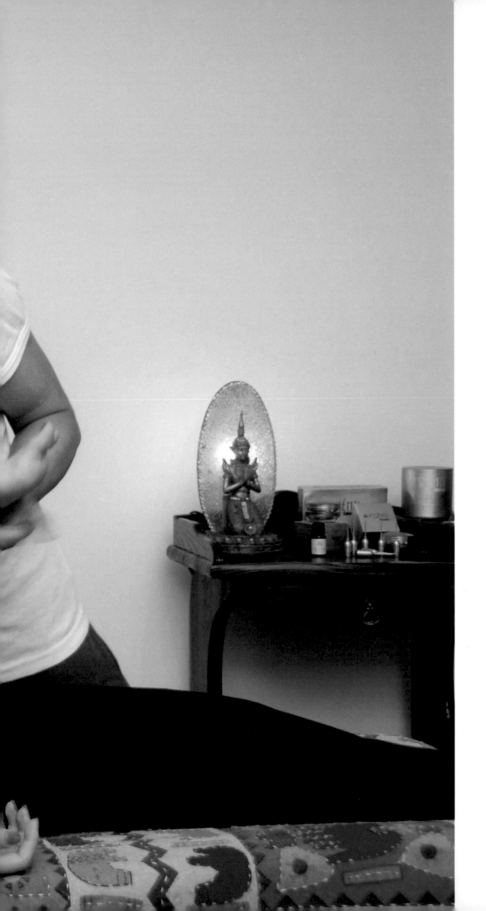

理療床上的被動瑜伽

融入瑜伽體式及泰式按摩北派和南派的一種按摩組合，它可以適用各種美容床按摩。祇要有一張床，可以在美容院，甚至可在家裏進行，幫助家庭成員解決、舒緩肌肉、骨骼疼痛或經期引致的不適。

由Spa轉型至居家運用

　　由於近年水療按摩發展旺盛，不少各類按摩技巧與美容護理混和一起，提供不同形式的多元化服務，原本在地上進行的被動瑜伽按摩，如要配合其他身體的護理方法，無論從衛生或施行過程的方面，都唯有從地上移到床上進行。

　　當整套在床上施行時，機動效果變得相當有彈性，除了在水療的地方進行外，普通的家居環境，祇要有一張床，每個家庭都可在家裡進行，幫助家庭成員解決、舒緩肌肉、骨骼疼痛或經期引致的不適。

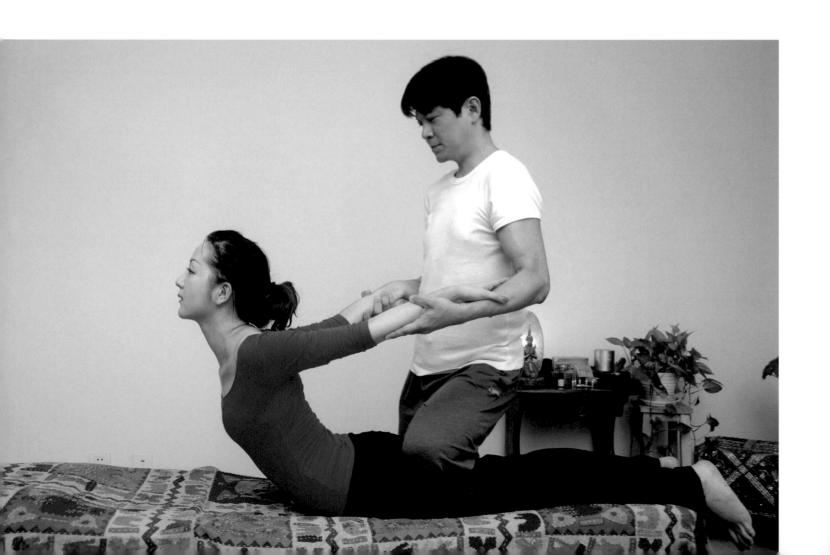

技巧上的微調

　　隨着施行的設施轉變，技巧亦作出相應的變化，要配合床的高度與治療師的身高比例，太大的伸展動作亦 要作出適當的調節，避免因重心過高而發生危險。

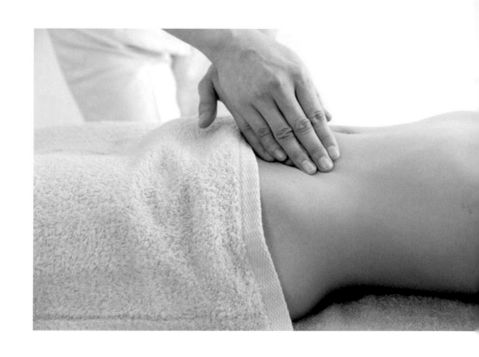

床上被動瑜伽
按摩之腹部按摩

　　完成全身的理療床上被動瑜伽后，將會有一個重要環節是腹部按摩。

　　腹部按摩除了那些專攻以瘦身為目的會被人重視外，大部分中西方的技巧都會忽略這個位置。（前面所提hara赫拉的重要性）

　　可是在泰式被動瑜伽按摩學術腹部位置卻有另一個深遠的意義，因為在古代傳統醫學裏，大部分主要的經絡線的路徑皆由腹部開始，再伸延到不同的器官，發揮其不同的臟腑功效。

　　當中包括十條主要經絡

　　●負責呼吸功能的Sen Itha和Sen Pingala兩條經絡 ★負責心、肺、胃功能的Sen Sumana經絡 ★操控肢體及運動功能的Sen Kanlatari經絡 ★維繫視覺系統功能的Sen Sahatsarangsi和Sen Thawaree兩條經絡 ★保持聽覺及平衡功能的Sen Jenthapusung和Sen Lawusang兩條經絡 ★負責消化及排泄系統功能的Sen Sukumang經絡 ★控制泌尿及生殖系統功能的Sen Sikinee經絡因此，進行腹部的床上瑜伽按摩，可達致或促進下列的基本功效: H增強受按者整體的能量氣息 ★釋放體內不良的副能量 ★促進「十筋絡」的血液循環 ★促進及增強血液回流心臟的效果 ★幫助改善消化及便秘的問題 ★保持受按者整體。

　　不過，由於腹部連接着我們的重要器官，但不像其他部位像胸背部有骨架 保護，腹部療愈前要留意下列的情況:

　　●飽餐后至少2個小時以後，才適合進行腹部按摩 ★切勿直接按壓有任何腹部不舒服的人 ★切勿直接按壓於正在經期的女士 ★切勿直接按壓於孕婦的腹部。

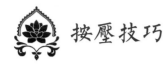 按壓技巧

　　床上腹部按壓技巧比其他部位簡單，但要特別留意下列幾點：
　　●注意受按者的呼吸規律和節奏 ★祇在受按者呼氣時才按壓 ★按壓的
進程緩慢，約3秒按壓下去 ★按壓后切勿立即鬆手，最好有約2秒的時間讓
受按者回氣 ★整體的按壓力度要溫和同呼吸一起進行

　　理療師的體位： 放鬆分開雙腳，前后站立在床沿。

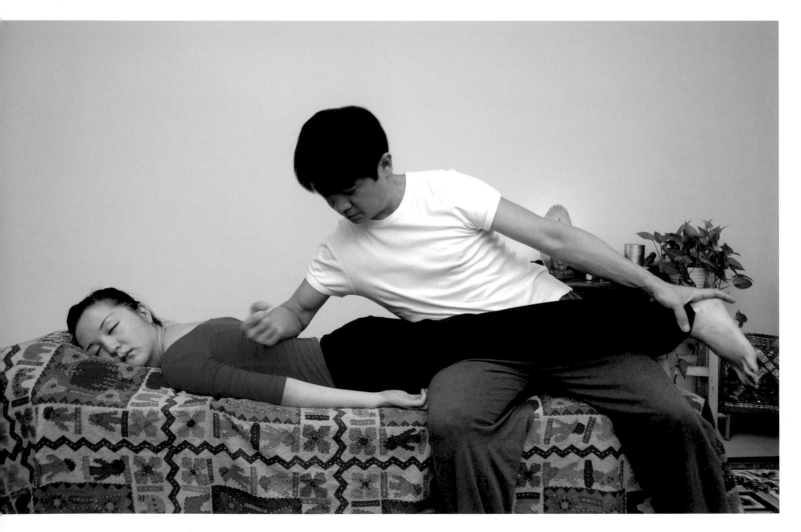

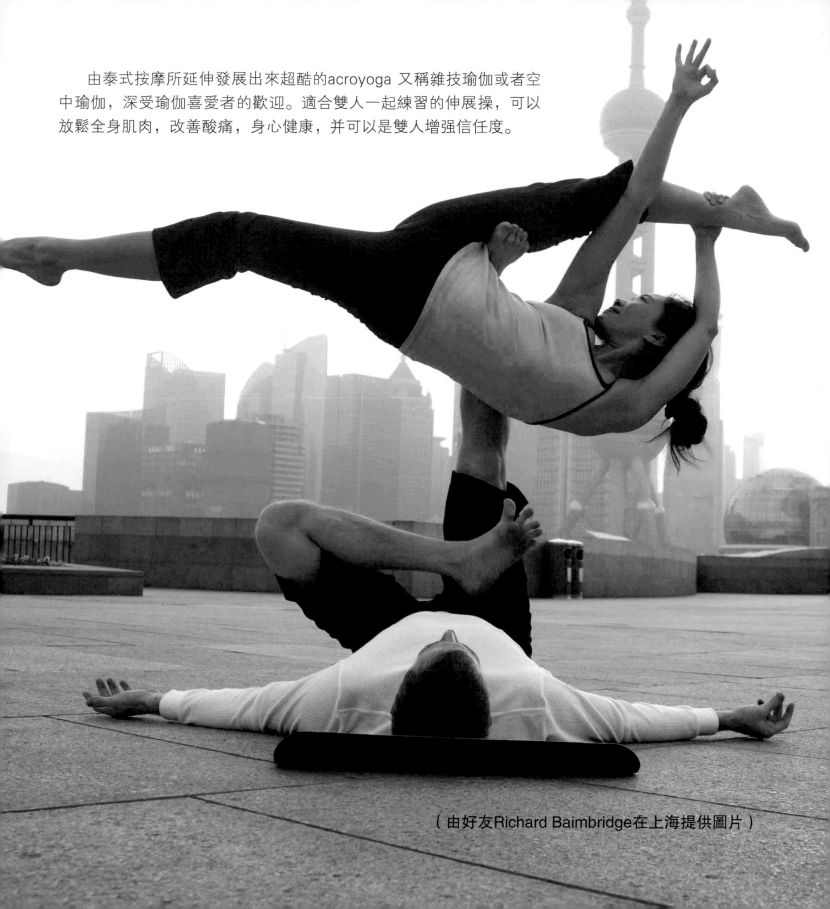

由泰式按摩所延伸發展出來超酷的acroyoga 又稱雜技瑜伽或者空中瑜伽，深受瑜伽喜愛者的歡迎。適合雙人一起練習的伸展操，可以放鬆全身肌肉，改善酸痛，身心健康，并可以是雙人增强信任度。

（由好友Richard Baimbridge在上海提供圖片）

更多被動瑜伽融入自然療法

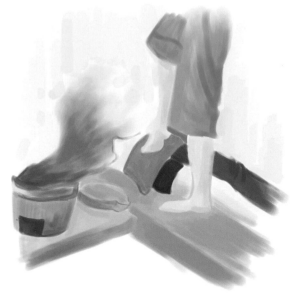

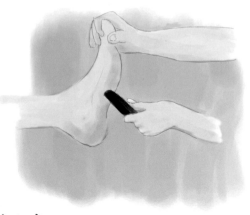

足部按摩

腳與身體各器官和系統對應和反射點上工作，重點是實用的技術放鬆。放鬆雙腳，以及鼓勵身體自然恢復自身健康的平衡。瑜珈按摩風格的應用技術，就是使用按摩棍。

走火腳療浴

這是泰國北方的一種古老的按摩技巧，用來消除肌肉疼痛、關節痛、筋痛、骨痛、麻木和癱瘓。治療師用腳踏入棕櫚油裏面，接着把腳踏在一片有火的犁片上，然後放在患者疼痛的部位。

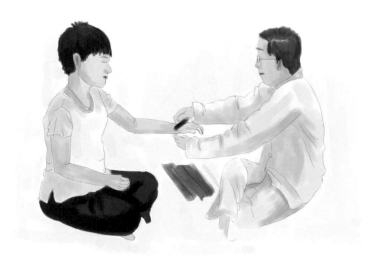

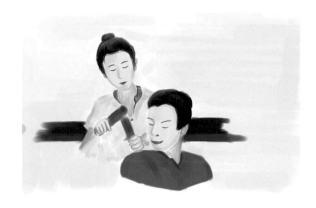

Ched Hak

在泰語中Ched是指"擦"，Hak是指分或記號。這是一種古老的治療方法，從身體上排出毒素，治療者會用所選的葉子（如龍眼或芒果葉子）加以祈禱，然後用葉子擦患者的痛處。Hak也是一種排出毒素的治療方法。用野生動態工作的手掌加祈禱，抓患者的痛處。

木棒經絡敲擊

用兩根葱羅望子樹做成的木棒，有節奏地敲打身上的能量線，放鬆肌肉及經絡上穴位，達到理療的效果。此治療法也在緬甸等地廣泛流傳。

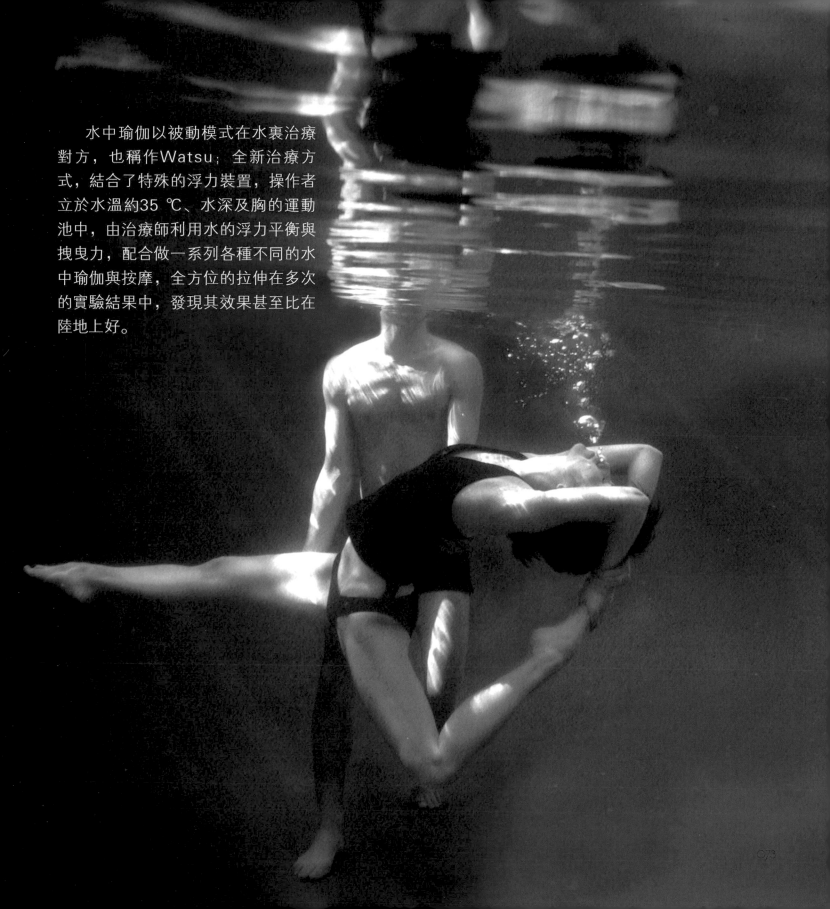

水中瑜伽以被動模式在水裏治療對方，也稱作Watsu；全新治療方式，結合了特殊的浮力裝置，操作者立於水溫約35 ℃、水深及胸的運動池中，由治療師利用水的浮力平衡與拽曳力，配合做一系列各種不同的水中瑜伽與按摩，全方位的拉伸在多次的實驗結果中，發現其效果甚至比在陸地上好。

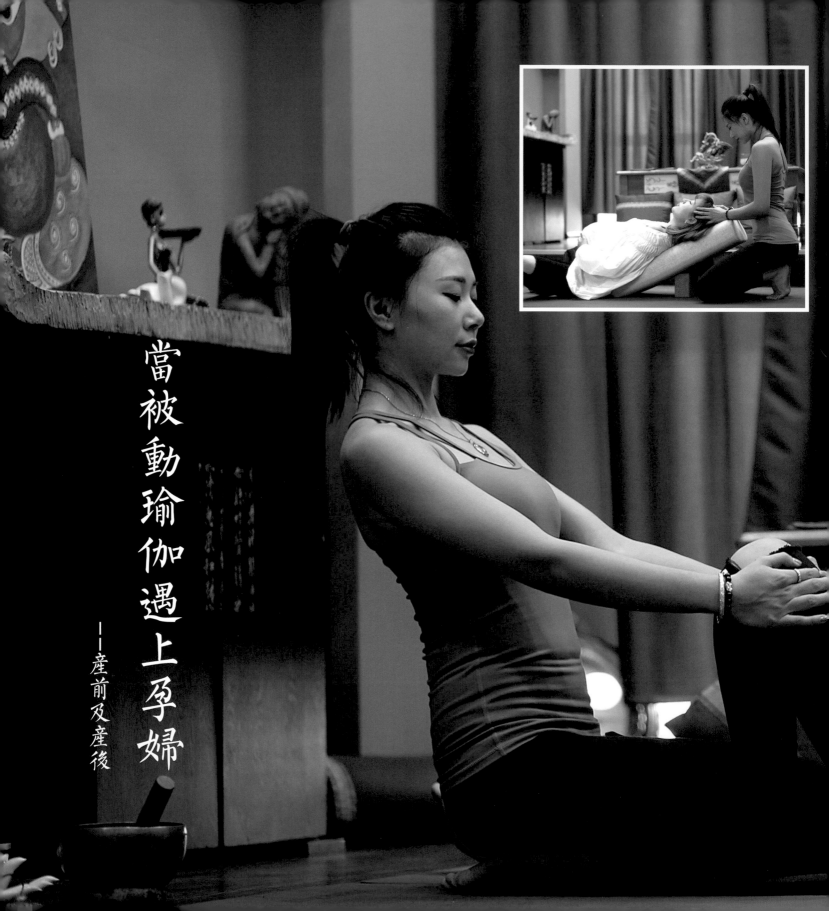

當被動瑜伽遇上孕婦

——產前及產後

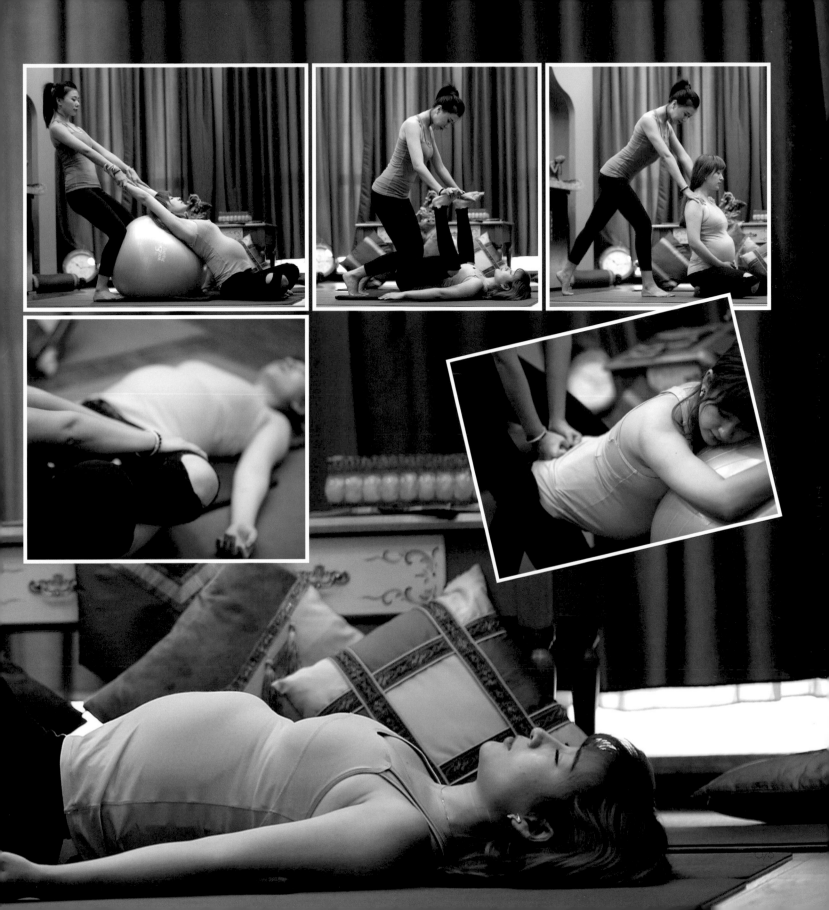

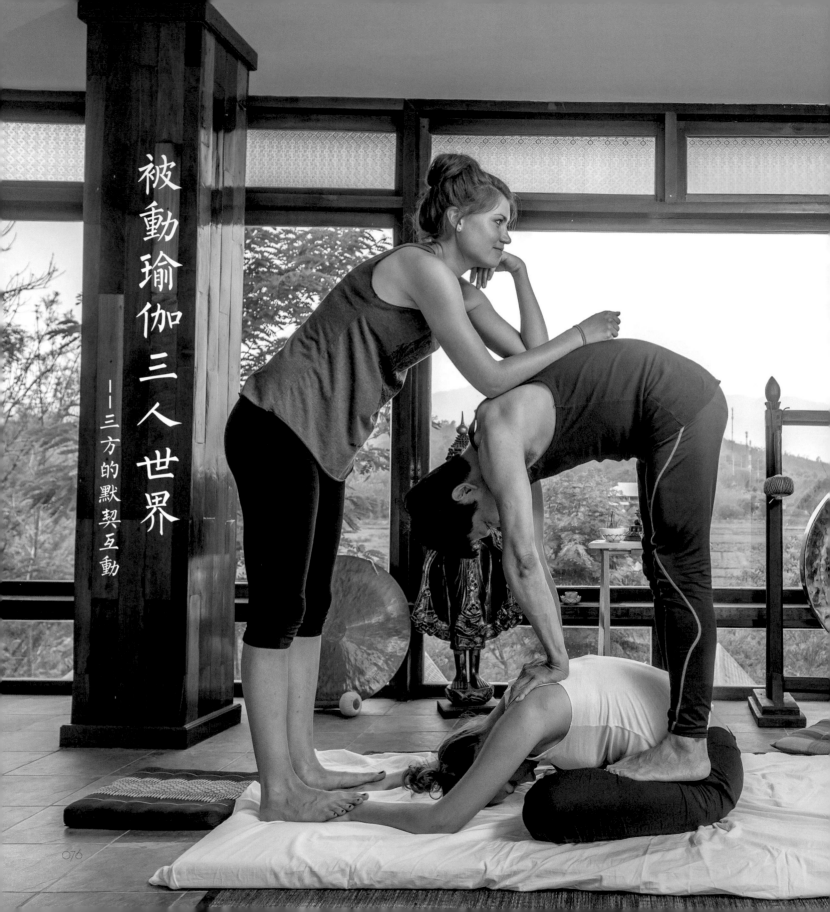

被動瑜伽三人世界

——三方的默契互動

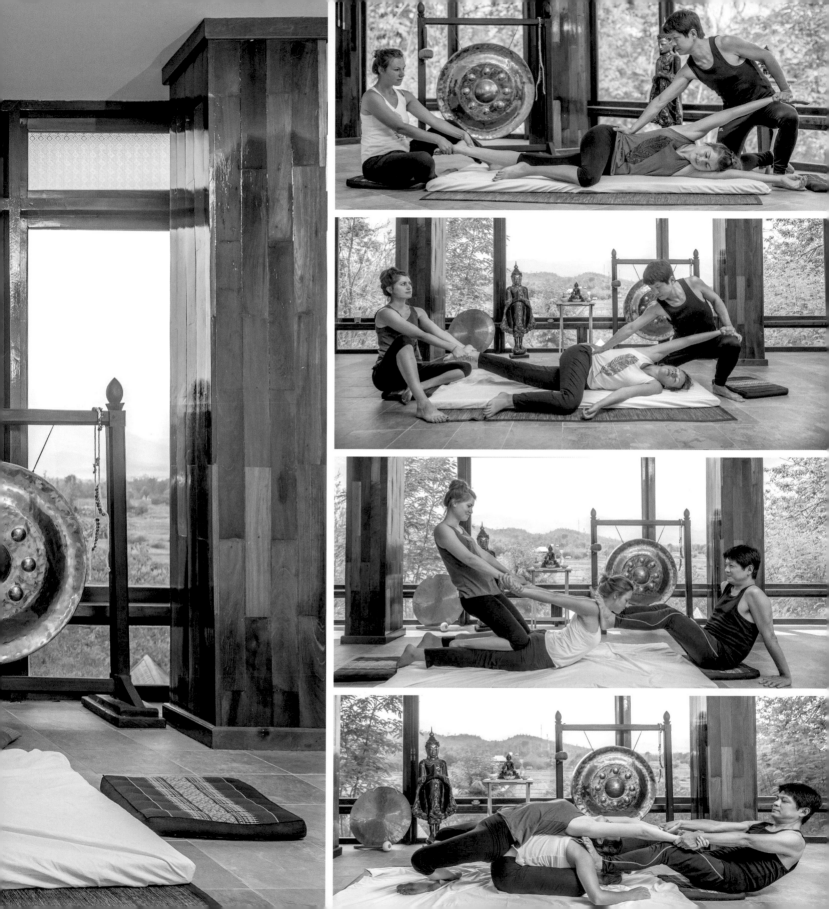

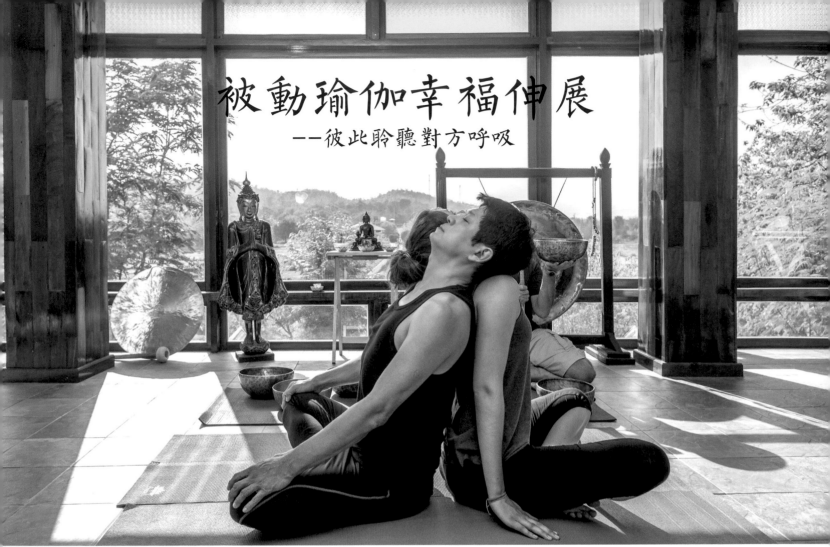

被動瑜伽幸福伸展

——彼此聆聽對方呼吸

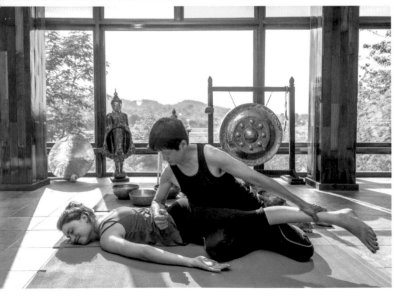

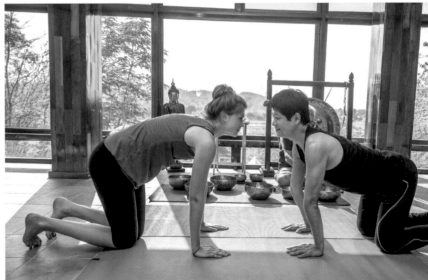

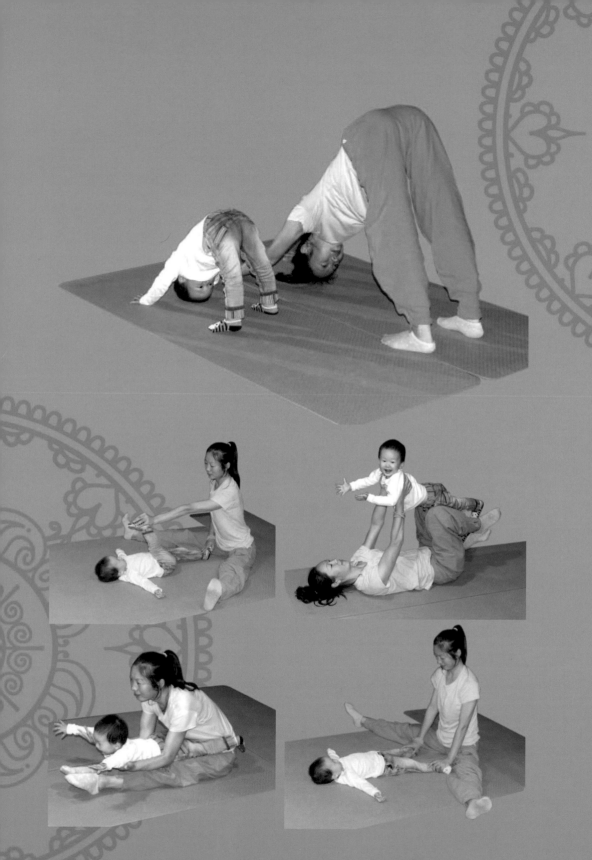

與親人的被動瑜伽

——親子瑜伽

冥想

——決定被動瑜伽的一切療效

刻意的、不加評判的、針對當下的注意力。——（Kabant-Zinn,1994）
對當下事件和經驗的一種接受性的注意和覺察。——(Brown,Ryan,&Creswell,2007)

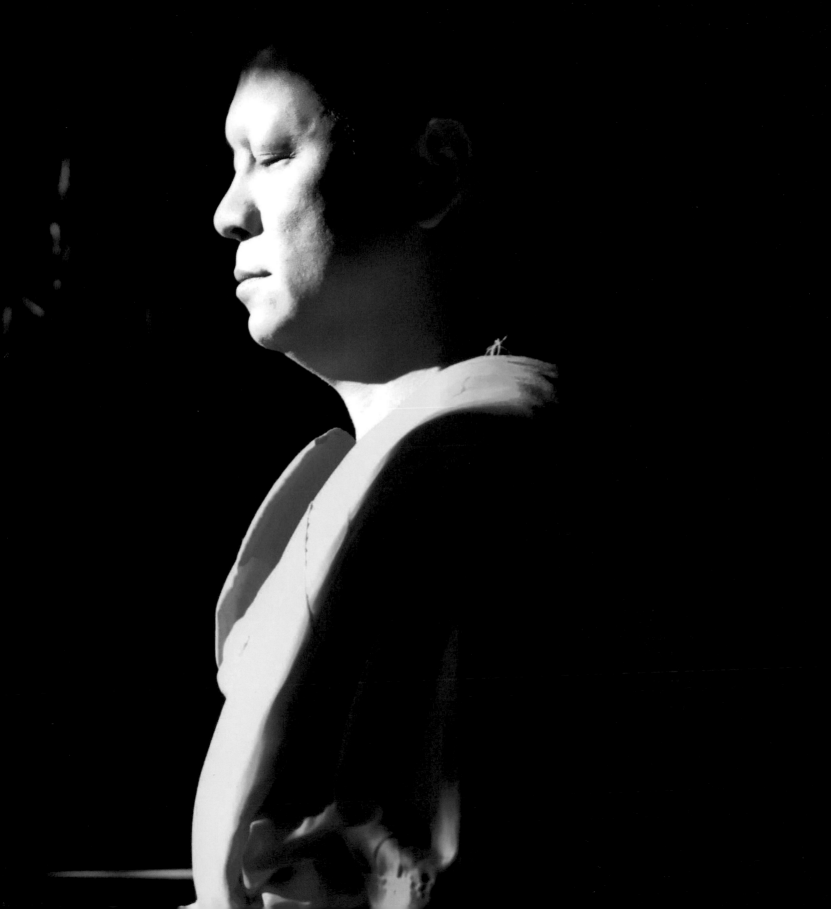

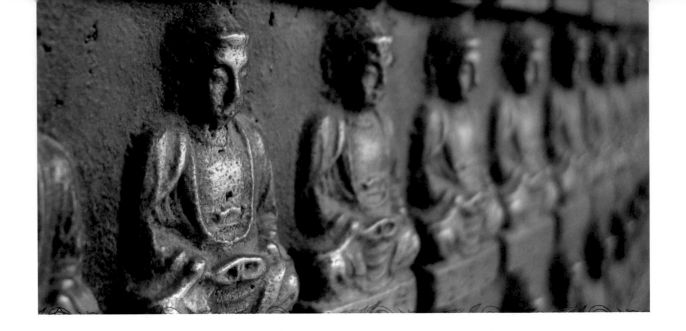

The Four Basic Foundations
被動瑜伽的四大基礎

1. MEDITATION AND METTA
冥想和慈愛

2. STANCES
體式姿勢

3. RHYTHMIC ROCKING
搖滾韵律

4. NERVE OF TOUCH (TECHNIQUES)
神經觸摸技巧

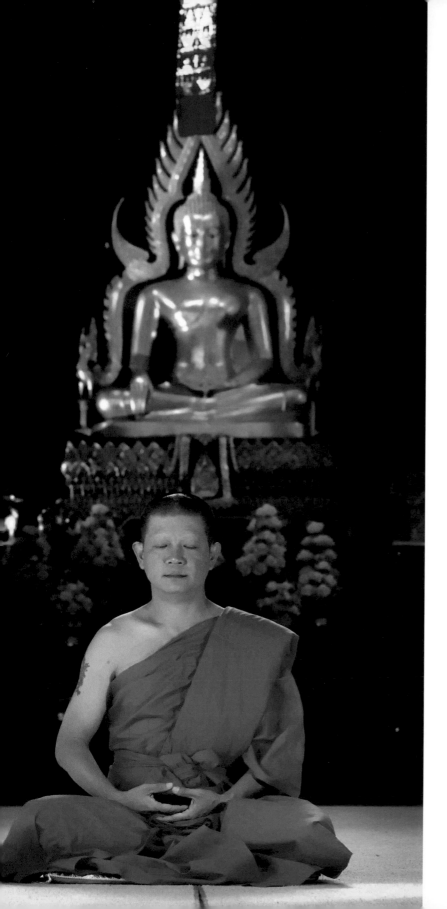

（一）

MEDITATION AND METTA

冥想和慈愛

來自于印度古老的智慧，呼吸、感知……啟動身心靈的專注。

雖然已經多次強調將冥想和慈愛納入您工作的重要性，我還是要再次說明，這是您從事流動按摩的基礎。將慈愛納入身體治療工作是通過呼吸來完成的，其中最常見的在按摩中使用的呼吸技術是正念呼吸。

- **Mindful breath** 正念呼吸
  通過您的吸氣和呼氣，感受存在和當下。
  身體掃描——正念靜坐——正念伸展、瑜伽——正念步行——慈心培育

- **Guided breath** 引導呼吸

- **Forced or induced breath** 强迫或誘導呼吸

- **Synchronized breathing** 同步呼吸

（二） STANCES 體式姿勢

被動瑜珈標準的體式可以在理療的過程中讓你不必浪費能量，也可以保護你自己及對方的身體。

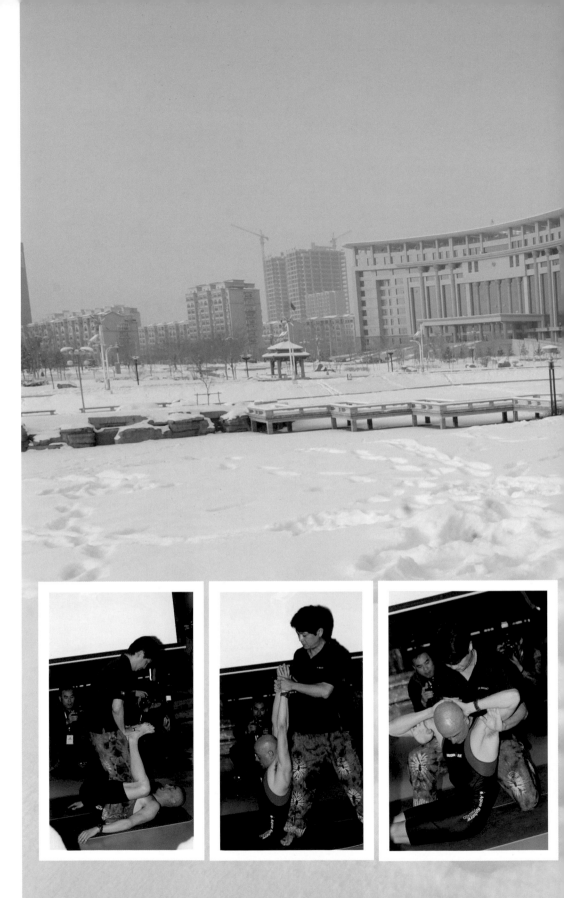

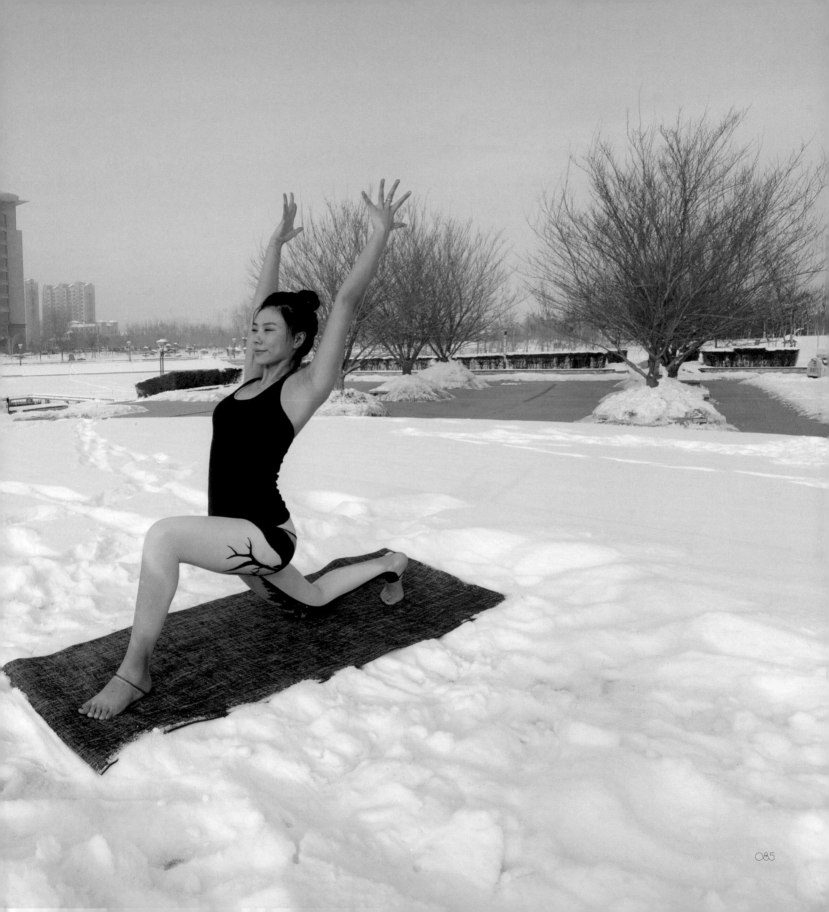

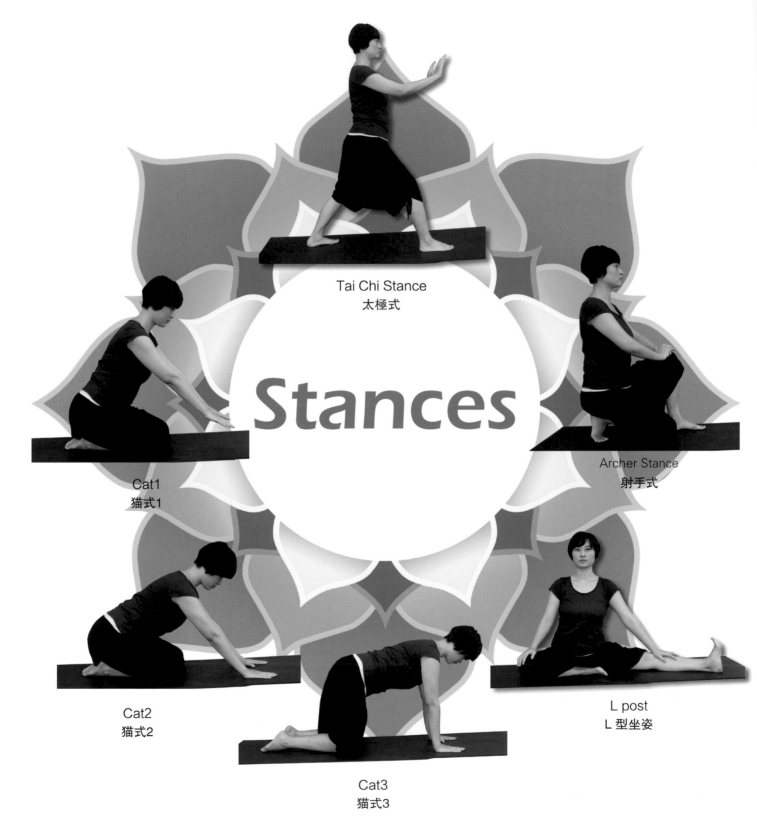

Tai Chi Stance
太極式

Stances

Cat1
猫式1

Archer Stance
射手式

Cat2
猫式2

Cat3
猫式3

L post
L 型坐姿

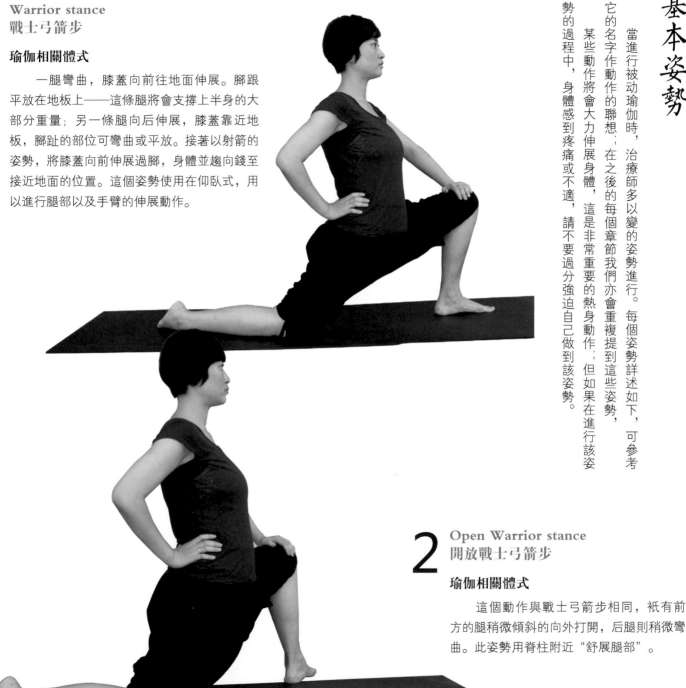

1 Warrior stance
戰士弓箭步

瑜伽相關體式

一腿彎曲，膝蓋向前往地面伸展。腳跟平放在地板上——這條腿將會支撐上半身的大部分重量；另一條腿向后伸展，膝蓋靠近地板，腳趾的部位可彎曲或平放。接著以射箭的姿勢，將膝蓋向前伸展過腳，身體並趨向錢至接近地面的位置。這個姿勢使用在仰臥式，用以進行腿部以及手臂的伸展動作。

2 Open Warrior stance
開放戰士弓箭步

瑜伽相關體式

這個動作與戰士弓箭步相同，祇有前方的腿稍微傾斜的向外打開，后腿則稍微彎曲。此姿勢用脊柱附近 "舒展腿部"。

當進行被动瑜伽時，治療師多以變的姿勢進行。每個姿勢詳述如下，可參考它的名字作動作的聯想；在之後的每個章節我們亦會重複提到這些姿勢，某些動作將會大力伸展身體，這是非常重要的熱身動作；但如果在進行該姿勢的過程中，身體感到疼痛或不適，請不要過分強迫自己做到該姿勢。

3 半跪式

瑜伽相關體式

　　筆直的跪下，兩腿間呈90度，常使用在所有動作中。

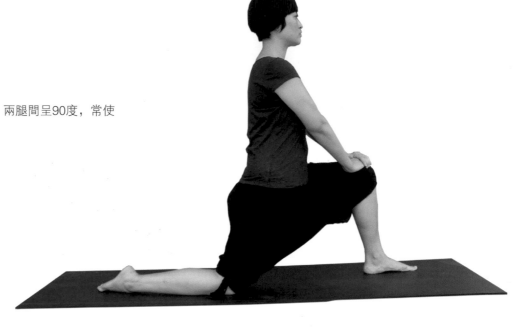

4 Reverse Warrior stance
反向的戰士弓箭步

瑜伽相關體式

　　先將姿勢調整為戰士弓箭步，接著將弓箭步的距離稍微朝兩邊伸展；先稍微轉動前腿，然后將身體轉向后，因此眼睛是向后看的。后腿的膝蓋伸直，腿部轉向。這個動作主要用於側臥的動作。

　　重點提示：剛開始進行這三種弓箭步時或許會感到有點吃力，請注意動作是否安全。若治療師有膝蓋方面的問題，更應該小心動作。

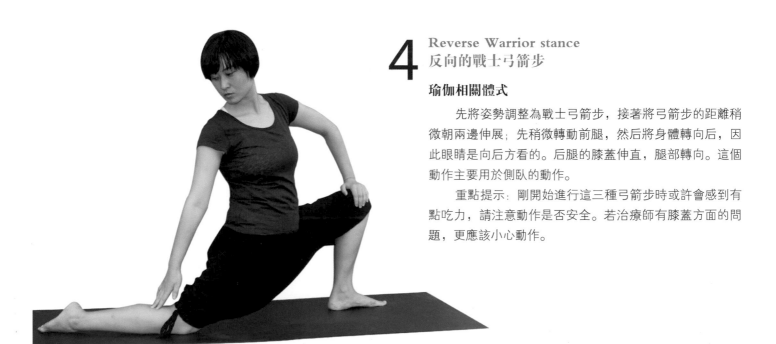

基本體式由於被動瑜伽治療需跟從一套特定的程序進行，基本步驟至少有134式以上個別治療項目重複性針對相關部位，亦

要30—40個步驟，對於初學者來說，要同時兼顧受按者的體位、理療師施行的手法及坐立姿勢，往往會非常吃力。

其實，被動瑜伽按摩的坐立姿勢部分是由傳統民族舞蹈，加上瑜伽動作演變出來，施行手法時，適當地配合坐立姿勢，可

令整個程序變得有規律和節奏感；同時，更令理療師保持正確的體位，增加自我保健的意識及有效地使勁發力。從另一個角度

看，亦讓受按者在一個安全的位置下受力，令效果更佳。

089

（三）

RHYTHMIC ROCKING 搖滾韻律

將它當成一種祈禱，那麼跳舞本身將會有一種完全不同的品質……就像你深愛整個宇宙一般地跳舞，就像你跟你的愛人跳舞一樣地跳舞。讓神成為你的愛人。

忘掉舞者，忘掉自我的中心，變成那個舞，那就是靜心。盡量跳得很深入……

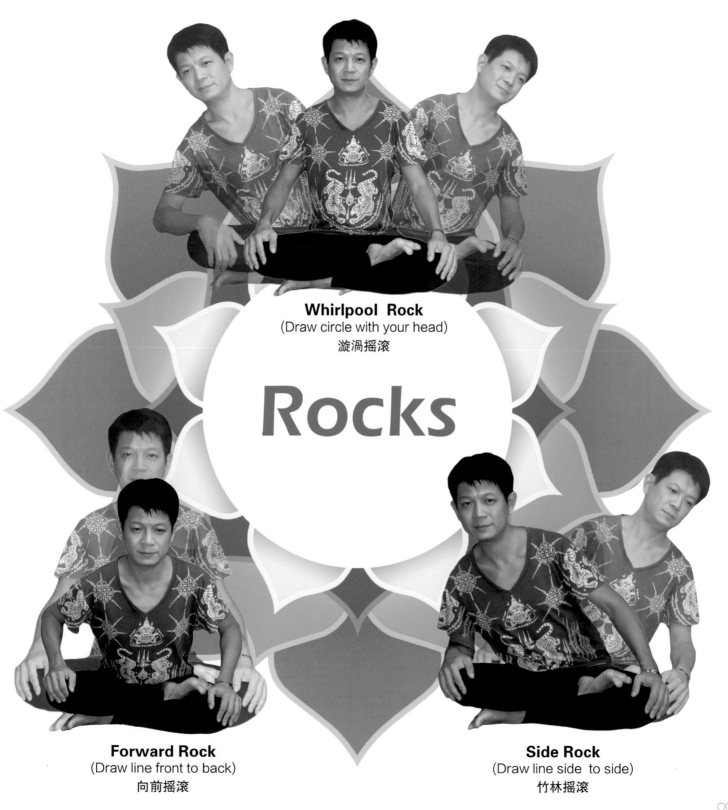

Whirlpool Rock
(Draw circle with your head)
漩渦搖滾

Rocks

Forward Rock
(Draw line front to back)
向前搖滾

Side Rock
(Draw line side to side)
竹林搖滾

1 手掌按壓

掌按壓是最為基本的技術。你必須直接把自己的重心（你的腰部和髖部）放在顧客的身體上方，以便讓你的 體重直接通過肩部、肘部和手腕作用在顧客身體上。你的手掌放置方式應使手指向外，即 "蝴蝶形手掌按壓" 利用你的身體重量來提供壓力，而不是你的上身力量。

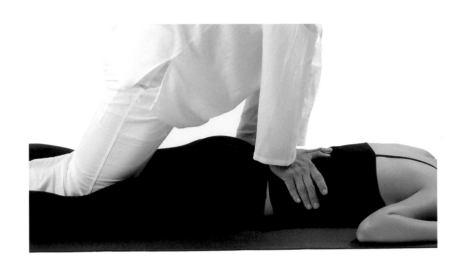

2 手掌劃圓

這是一個用力較輕的動作，但原則還是一樣的。你的手掌分開且指尖用力。用你的手掌和手指輕柔地沿圓形軌迹運動。

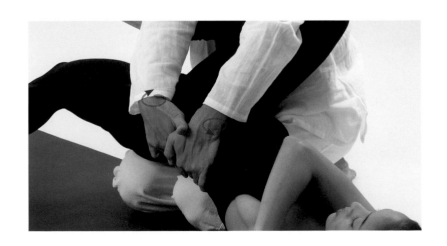

（四）

NERVE OF TOUCH (TECHNIQUES)

神經觸摸技巧

在一次典型的治療過程中理療師可能會會使用很多 "手上的技術"。這些技術要求理療師熟練掌握壓力的大小和精確地利用身體力學。早期就養成好的習慣，會讓你能夠長期從事這個行業且不會傷到你自己。

3 拇指按壓

　　拇指按壓是被動瑜伽中進行指壓 穴位療法的最基本的手法，

　　主要作用于肌肉和氣血經脉。不要對骨骼進行直接按 壓，并且注意顧客對疼痛的 忍受能力。拇指按壓應具有 刺激性且有力度，但不能讓 顧客感覺受不了。

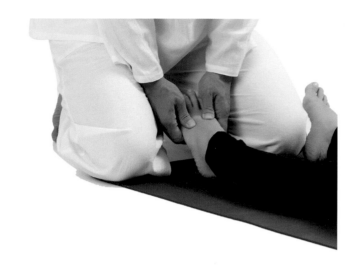

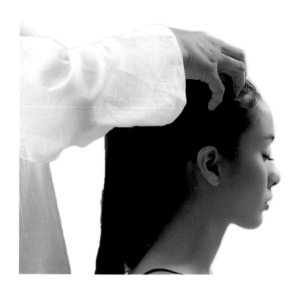

4 手指按壓

　　手指按壓用于腰肌、鎖骨和臀部的按摩。手指按壓較拇指按壓用力輕，但又比手指劃圓重。你采取得體姿應使按摩動作自然，不會讓背部或手臂感到疲勞。

5 手指劃圓

　　用于身體比較敏感的部位，如太陽穴、頭骨、骶骨和胸骨。

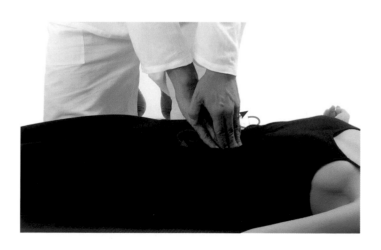

6 前臂揉壓

你的體重是通過肩部傳遞到 彎曲的肘部的。記住一定要使用離肘部最近的 前臂部分進行揉壓。如 吳你使用手腕，那麼你 會讓你的肘關節疲勞。 這個按**牽**動作一般用于腿的後部，盡管對于喜歡較大壓力的顧客你可以在其身體的其他部位也嘗試這個理療動作。

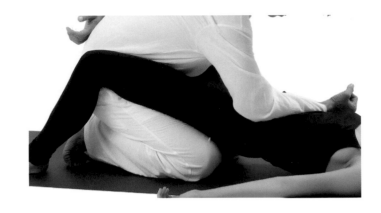

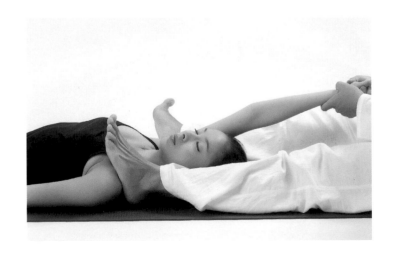

7 肘部按壓

比較尖銳的肘部有利于對指壓穴位施加更大的壓力而且準確。肘部按壓一般用于不是很敏感的大型肌肉，如腿筋、臀部和足底等 。

8 高級按壓

膝部按壓、脚踩和脚跟踩壓祇能在給一些特別的 患者進行理療時使用。

9 泰拳

　　用于促進肌肉的 血液循環，而且對于剛剛大運動量活動過的肌肉是一種很好的放鬆方法。手掌鬆弛握拳，用卷曲的手指敲打顧客身體上的肌肉。

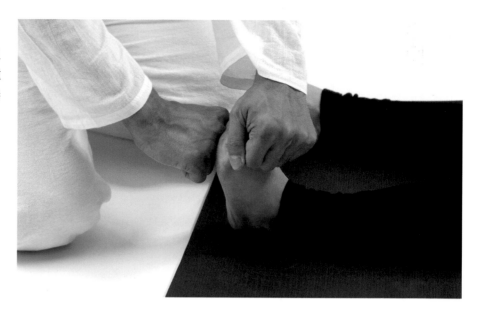

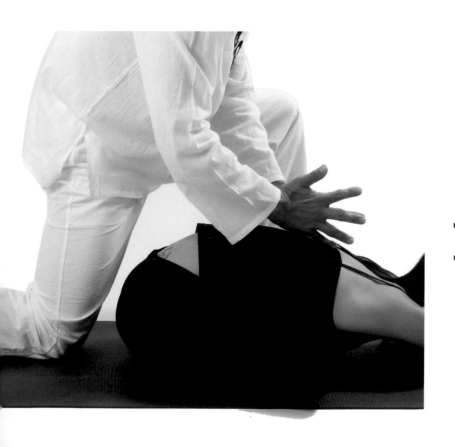

10 劈砍

　　劈砍是另一種很有效的肌肉放鬆手法。盡量張開你的手指，雙手指尖互相緊貼在一起，同時手部的其他部位放鬆。兩個手掌應成杯狀，相互稍有接觸。從腕部移動手臂，肘部保持向外且穩定不動。快速但輕柔地用你的小指敲擊患者的 身體，允許雙手的 其他手指回到原位。你的手指撞擊在一起是產生的聲音將通過成杯狀的手掌發出回聲。

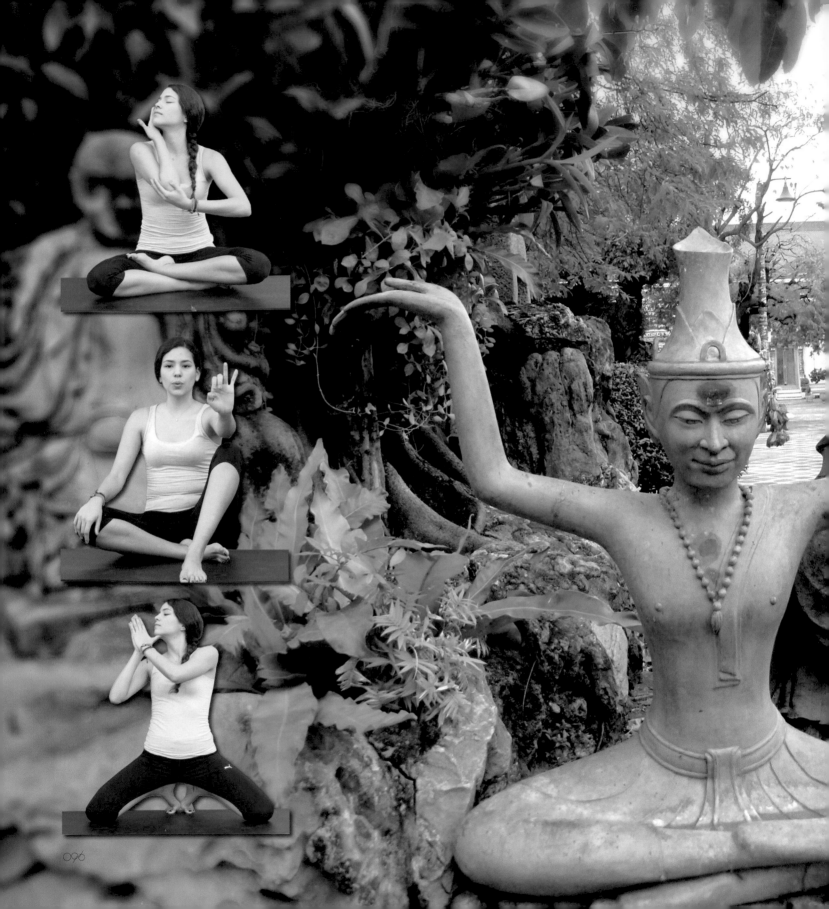

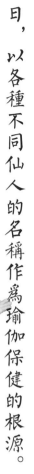

仙人瑜伽

源自2500年前的瑜伽系統從北印度（今天的尼泊爾），根據阿育吠陀醫學及佛教教學由斯瓦歌醫生繼承至今日，以各種不同仙人的名稱作爲瑜伽保健的根源。

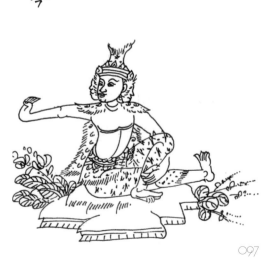

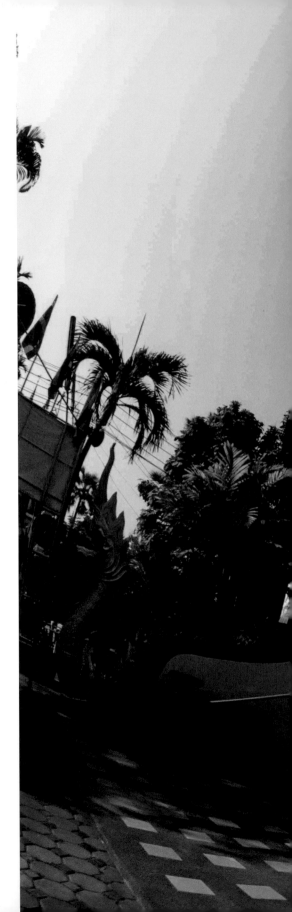

被動瑜伽治療師的瑜伽自我修練法

追朔至古代,執行被動瑜伽的人士大部分都是僧侶,他們以施行被動瑜伽按摩作為一種修練方法,解除地上凡人的一些生理上的痛苦。為增加的效果,僧侶們會每天穿插一段時間,進行一些瑜加的伸展動作,作為體能及柔章切性的配合,好讓他們能夠長時期保持體力,並增加治療時大動作的伸展技巧。

同時,僧侶們亦藉著這些瑜伽動作,配合呼吸,增加體內能量並提高注意力,避免沾染受患者的負能量。

　　隨著時間的流逝,被動瑜伽施行者已由僧侶轉為平民百姓,時稱隱士（修行者）亦成為民間自我保建的一套方法。但這種修練方式,依然被一些專業的被動瑜伽大師或較具規模的訓練學校採用,作為每日實行前或培訓前的修練項目之一。我們簡稱為仙人瑜伽Rusie Dutton

　　從遠古時代流傳至今的一種保健方法。「Rusie」是古語,指的是 "修行者" 或 "仙人" 的意思。「dut」指 "伸展、扭轉、拉緊、按壓" 等動作,「ton」則含有 "自己、自我、一個人" 的意思。也就是直譯之后,就成了「仙人體操」的意思。

　　要追朔至泰式瑜珈的起源了。距今約2500年前,相傳佛教的開山始祖釋迦牟尼佛為了悟道而進行非常清苦的修行。且在東南亞一帶,早在釋迦牟尼佛誕生之前,就已經有很多人為了悟道,而持續著非常清苦的修行。仙人（Rusie）指的就是這些修行者。

　　仙人們在修行的時候,常常會保持著同樣的姿勢很長的一段時間,這對於身體是很大的負擔,所以很容易導致血液循環不良,造成全身上下這裡痛那裡痛的。因此,為調養僵硬的身體,並讓心情煥然一新,就發明出各式各樣的姿勢。據說這就是仙人瑜珈（Rusie dutton）的起源

　　仙人瑜珈的優點在於所有的姿勢在執行上都要比一般的瑜珈、皮拉提斯等要來得簡單,但是姿勢本身所具有的功效卻不會因此而打折扣,所以是一種非常好的運動。

　　此外,針對那些不運動的人、柔軟度或體力較差的人、年紀較大的人,也可以配合個人的程度來選擇適合的姿勢,循序漸進地提高自己的程度。

　　所有的姿勢都有名稱,並伴隨著一位仙人,仙人不但有名字,還有故事,不僅姿勢獨特,就連背后的寓意也很獨特。深呼吸的同時,也把意識集中在自己的體內,傾聽身體裡的聲音,讓身體與心靈都能煥然一新。

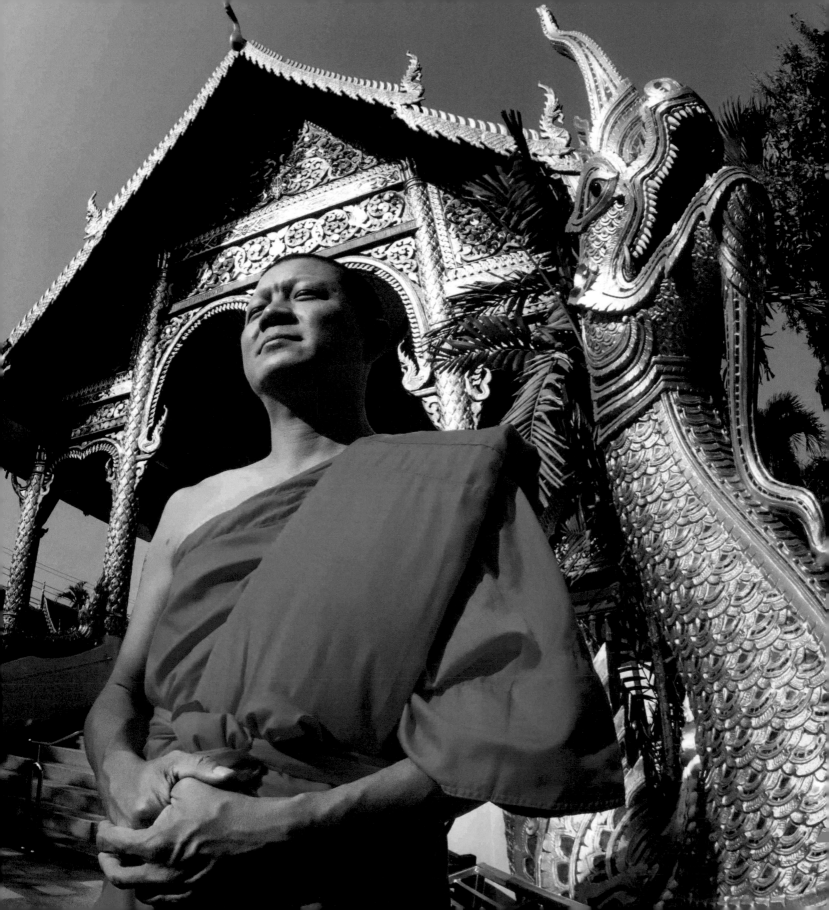

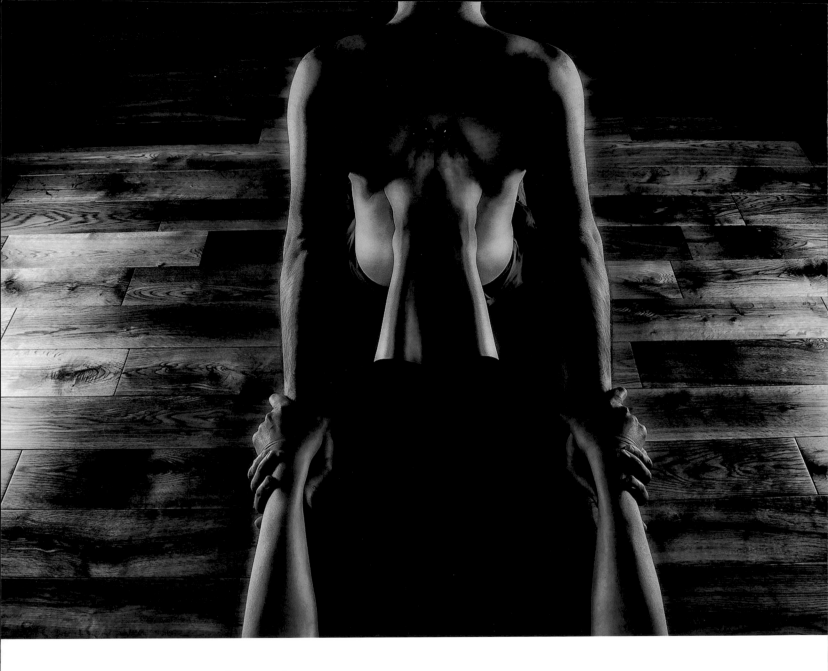

輕柔治愈藝術
——被動瑜伽

被動瑜伽結合瑜伽、按摩治療的益處及阿育吠陀智慧，是一種舒緩而動態的療法，也是一門古老的療愈
藝術。一起跟隨我們的瑜伽導師Kenneth Chen來了解被動瑜伽的由來與治療藝術。

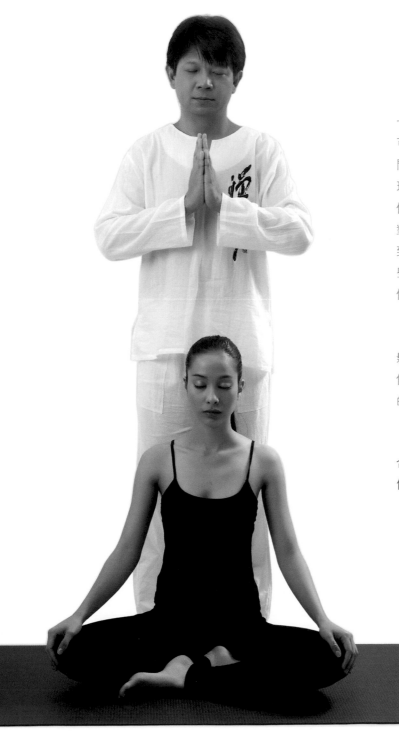

SITTING POSTURES

坐姿

　　西方從不把被動瑜伽按摩列爲按摩技巧，改稱爲一套伸展運動，有別于按摩，内含大量的伸展技巧，可提高人力學功效。泰式被動瑜伽與瑜伽體式治療之間的相似之處會在下面予以指出。我强烈建議學生上瑜伽課（特別是身體姿態的解剖學原理及艾楊格瑜伽）。然而本書不單單是介紹這些身體姿勢，而是針對初學者，在沒有明確的情況下嘗試這些體式容易導致身體受傷。我寫這些與瑜伽的聯系的目的是便于那些熟悉瑜伽的人進行比較，同時也讓瑜伽導師們對瑜伽有更深一層的了解及完善教學模式。

　　按摩開始時的姿勢在瑜伽中被稱爲薩瓦薩那（savasana， 即仰卧式）。這種姿勢的目的是爲了放鬆和在内心深處進行沉思。但在西方及現今社會，人們花費許多時間于坐姿，導致身體的上部和頸椎過多的壓力和緊張，所以我們先以坐姿開始。

　　接收者雙腿交叉坐在墊子上，理療師雙手于胸前合十，以祈禱式開始，沉思，放下自己，試圖創造一個神聖的空間。

{壹}

【Namaskar 祈禱式】

適應：

　　如果接收者坐在地面上感覺不舒服，可以讓她坐在枕頭上。

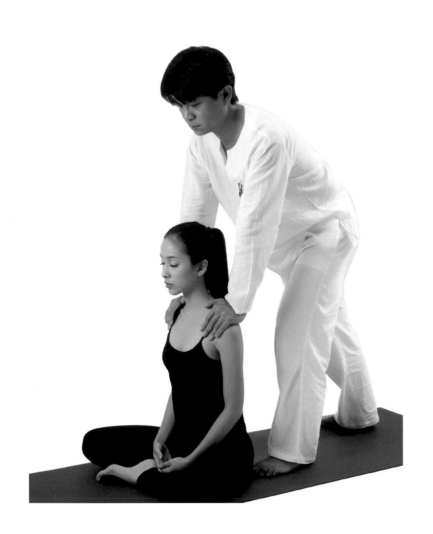
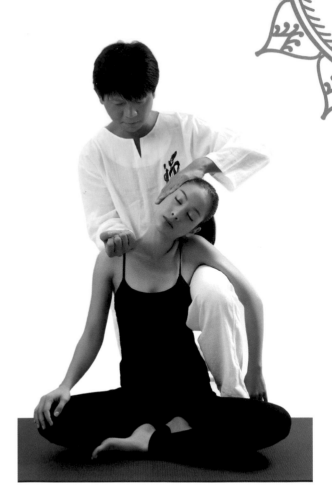

{貳}

【Palming Shoulders 掌壓肩膀】

做法:

理療師以太極站式站于接收者身後,左脚稍往外支撑她的背部,雙手放于她的兩肩上(靠近頸部),手指指向她的胸部。理療師伸直雙手,身體往前傾斜,當她呼氣時用身體的力量按壓,(從頸部向雙肩邊緣)三次。接着反掌,回到頸部位置,反復按壓動作。

適應: 爲了更舒服,放一個枕頭在接收者背部和理療師的小腿之間。

受益: 緩解緊張的斜方肌,改善肩頸問題。

預防: 避免壓到有骨頭的位置。

推薦: Vata and pitta(風型 與 火型)

{叁}

【Rolling Pin 滾動前臂】

做法:

半跪姿勢,左脚稍往外放于接收者的腋窩下方支撑她的身體,輕柔且緩慢的將左手放于她的頭頂,將她的頭部往一側傾斜,將右手前臂放于她的肩膀上來回滾動。在另一側肩膀重復上述動作。

適應: 在理療師的大腿與接收人的腋窩之間放一個枕頭,可感覺舒適。

推薦: Vata and Pitta(風型與火型)

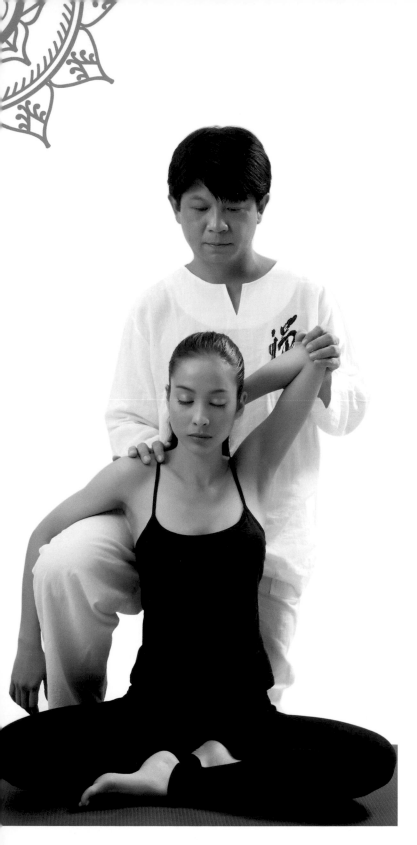

{ 肆 }

【 Cow Face 牛臉式 】

瑜伽相關體式

梵文： Gomukhasana

英文： Cow – Face Pose

中文： 牛面姿勢（牛臉式）

要點： 坐在地面上，保持上面的手臂旋轉使手臂內側面向耳朵；下面手臂的肩胛向脊柱內收，外展鎖骨，拉伸背部和頸部。

益處： 伸展臀部、四頭肌、踝部、肩部、肱三頭肌和胸部。

禁忌： 肩部傷病、頸部傷病、臀部傷病者不宜。

推薦： Vata and Pitta(風型與火型)

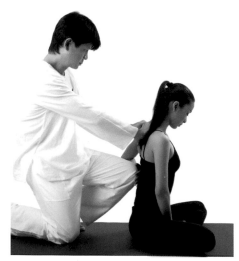

做法：

　　半跪于接收者後面，右腳在前稍往外放于接收者的腋窩下支撐她的身體，折疊她的左手向上向後，左手輕握她的手肘，右手抓住她的左手放于後背，固定她的手，接着鬆開左手抓緊二裏肌，使用身體力量往後，數次。

　　鬆開右手，將她的手反轉向下，掌心向外放于後背，理療師用左膝固定她的手，左手扶住她的肩膀，用右手大拇指壓肩胛骨的邊緣周圍，從上到下，再向上做按壓動作，以輕微搖晃的動作將肩膀朝理療師的方向拉，全程保持擺動的動作。另一側重復上述動作。

益處： 放鬆肩胛骨。

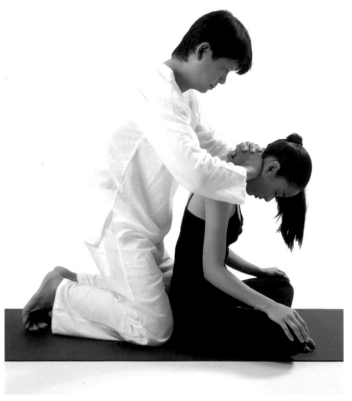

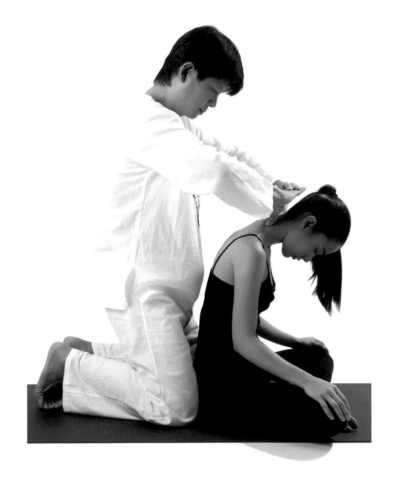

{伍}

【Neck Massage（頸部按摩）核桃鉗式、冰鑽式】

做法：

　　核桃鉗式，雙手十指相扣緊握，用掌根有力的按壓接收者的頸部，上下來回數次。冰鑽式，保持雙手相扣，翻轉手掌，將雙手大拇指放在她的頸椎兩側流線凹槽上，上下來回按壓數次。

適應： 在理療師和接收者之間放一個枕頭，避免感覺不舒適。

受益： 放鬆、緩解頸部的緊張。

預防： 避免將重量放在接收者的頭上。

推薦： Vata and pitta（風型與火型）

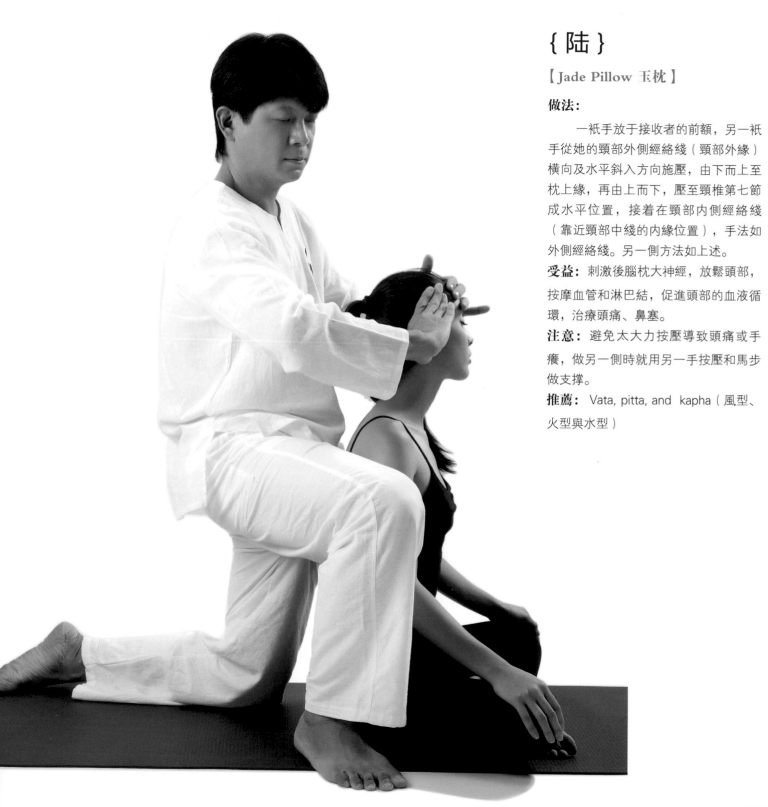

{陆}

【Jade Pillow 玉枕】

做法：

　　一祇手放于接收者的前額，另一祇手從她的頸部外側經絡綫（頸部外緣）橫向及水平斜入方向施壓，由下而上至枕上緣，再由上而下，壓至頸椎第七節成水平位置，接着在頸部內側經絡綫（靠近頸部中綫的內緣位置），手法如外側經絡綫。另一側方法如上述。

受益： 刺激後腦枕大神經，放鬆頭部，按摩血管和淋巴結，促進頭部的血液循環，治療頭痛、鼻塞。

注意： 避免太大力按壓導致頭痛或手癢，做另一側時就用另一手按壓和馬步做支撐。

推薦： Vata, pitta, and kapha（風型、火型與水型）

{ 捌 }

【 Shampoo 洗頭 】

做法:

　　半跪于接收者後面,用身體支撐她的軀幹,雙手放于她的頭上,用指腹在她的頭皮上做打圈按摩,接着用手指梳理她的頭發來更進一步的放鬆。

適應: 在你的身體與接收者的背部之間放一個枕頭,可感覺舒適。

受益: 刺激頭皮和發根,釋放頭部緊張情緒。

推薦: Vata, pitta, and kapha(風型、火型與水型)

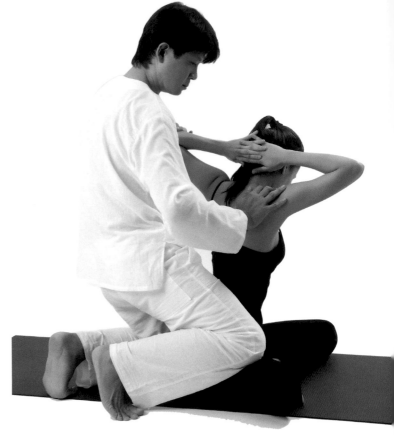

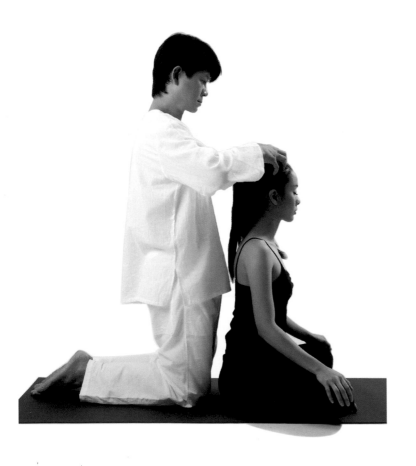

{ 玖 }

【 Spinal twist 脊柱扭轉式 】

瑜伽相關體式

　　半跪姿勢,接收者十指相扣放于頸部後面,雙手從她雙臂下方向上握住她的前臂靠近手腕的位置,移動身體到她的右側,左膝放于靠近接收者臀部位置的地板上支撐,右膝輕放在她的大腿上端(靠近臀部的位置),同時吸氣,在呼氣時,將接收者的身體向左側扭轉,然後回到開始姿勢,理療師按1-2-3-2-1的次序移動右膝(從接收者的大腿上端到膝蓋)做扭轉動作。另一側重復上述動作。

受益: 伸直及舒展橫過脊柱的身體對角部位,舒展胸腔,柔軟下背部。

注意: 不可跪在接收者的膝蓋上,在理療進行時,理療師的體重要靠自己支撐。

{拾}

【Camel 駱駝式】

瑜伽相關體式

梵文： Ustrasana

英文： Camel Pose

漢文： 駱駝姿勢（駱駝式）

要點： 內收骶骨，大腿并攏；讓雙肩靠近雙耳之後向後向下彎曲以打開胸部；慢慢後彎曲身體，使上背部呈弧形；如感覺舒適，可放鬆頸部。

益處： 伸展脊柱、四頭肌、髂腰肌、腹部、肩部、頸部和胸部；強化脊柱

禁忌： 背部或頸部傷病、高或低血壓、頭痛者不宜。

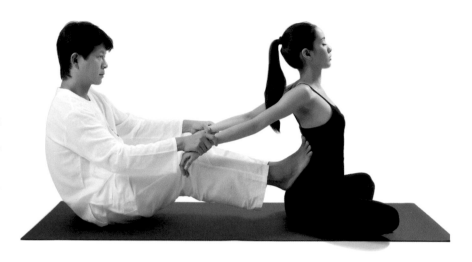

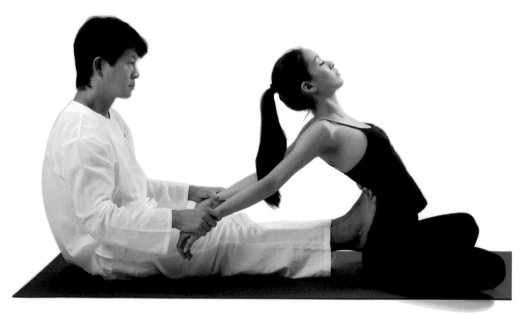

做法：
　　坐于接收者的後面，雙手抓住她的手腕，雙腳放于她的肩胛骨上方，兩者同時吸氣，呼氣時理療師伸直雙腿用九成力輕柔的推動她的背部，同時用一成力輕柔的將她的雙臂向後拉，讓她的身體稍微往後傾，然後放鬆。理療師將腳向下移動到她的肩胛骨下方，重復上述動作，讓腳趾壓入到她的肩胛骨裏面。理療師再將雙腳往背部下方移動一點後重復上述動作，最後回到開始的位置。

受益： 舒展胸腔及胸椎，伸展雙肩及胸部肌肉。

注意： 不要太用力往後拉手腕，會使對方感到不適，容易傷到胸前肌肉。

推薦： Kapha（水型），vata（風型）如果對方的身體比較柔軟。

{十一}

【Prayer Pose(Palming on Back 祈禱者】

瑜伽相關體式

梵文： Baddha Konaana Variation

英文： Camel Pose

中文： 駱駝姿勢（駱駝式）

要點： 大腿內側向膝部靠近。

益處： 伸展腹股溝、臀部、和膝關節；緩解月經不適合腹瀉。

禁忌： 膝部傷病、下背部傷病者不宜。

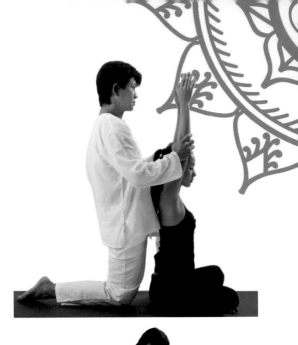

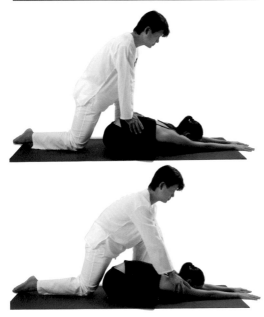

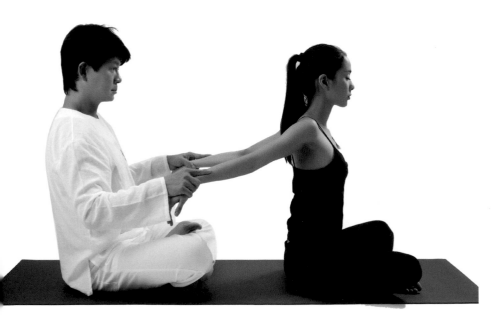

做法：
連接劃船式的過度動作。跪姿，于接收者的後面，舉起她的雙手，用身體的力量往前下壓，讓她的身子往前，接着起身半跪，用身體的力量掌壓她的背部。

適應： 如果接收者盤坐時感覺僵硬或不適，讓她伸直她的雙脚。對于僵硬身體的人，在她身體往前傾的時候，可在她的雙脚和腹部間放一個枕頭避免不適。

受益： 放鬆緊張的背部。

推薦： Vata（風型）

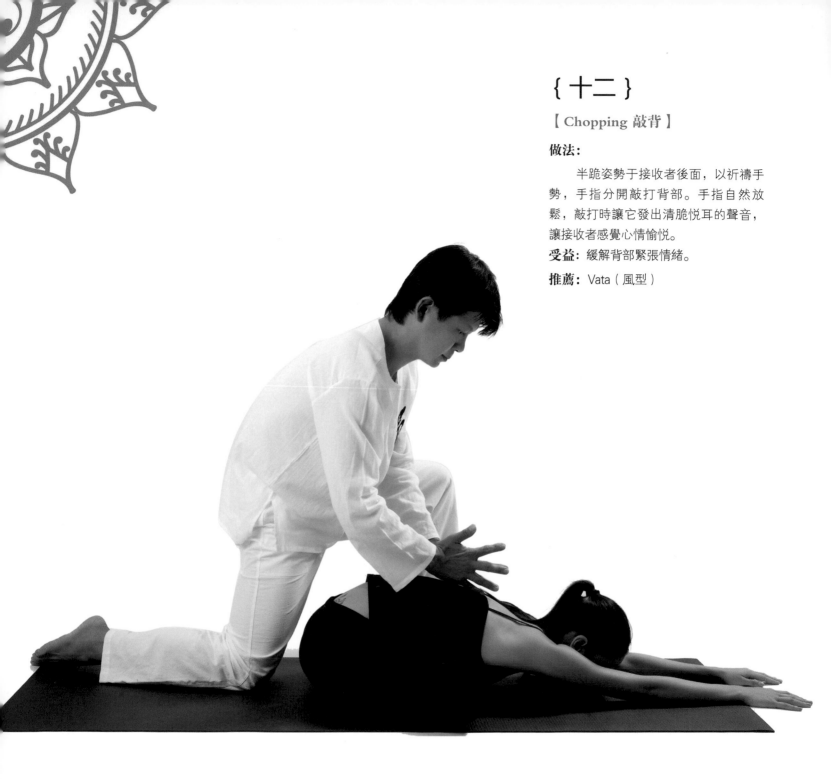

{十二}

【Chopping 敲背】

做法：

半跪姿勢于接收者後面，以祈禱手勢，手指分開敲打背部。手指自然放鬆，敲打時讓它發出清脆悦耳的聲音，讓接收者感覺心情愉悦。

受益： 緩解背部緊張情緒。

推薦： Vata（風型）

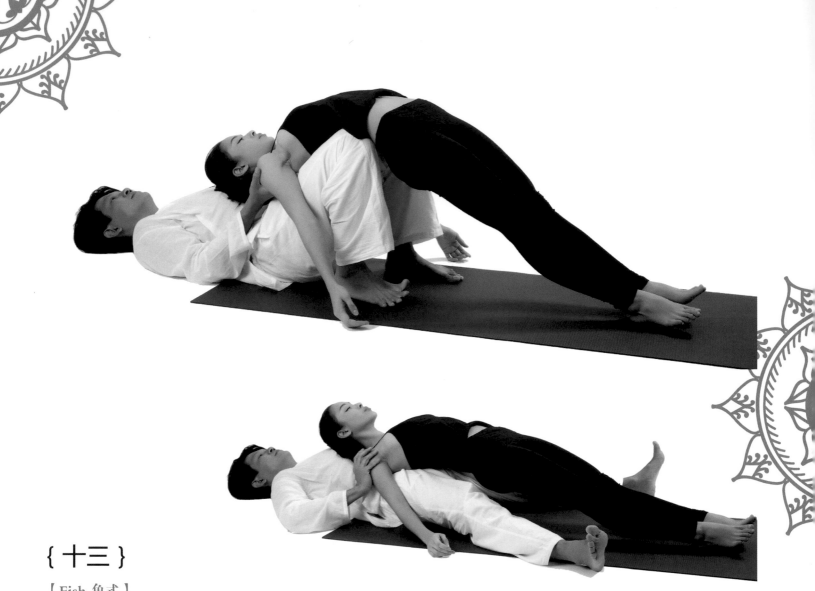

{ 十三 }

【 Fish 魚式 】

瑜伽相關體式

梵文： Matsyasana

英文： Fish Pose

中文： 魚姿（魚式）

要點： 抬起胸部；釋放頸部。

益處： 伸展髂腰肌、腹部、脉間肌肉、脊柱和頸部；強化脊柱和頸部；促進消化。

禁忌： 高血壓或低血壓、頸部後背部傷病、頭痛、失眠者不宜。

做法：

接收者以坐姿過度。理療師半跪于她的身後，膝蓋放于她的下背部，雙手放于她的雙肩，讓她伸直雙腿。理療師身體緩慢的向後直到躺到墊子上，讓接收者的上半身自然的向下，停留數秒。接著，理療師緩慢地滑動雙腳，慢慢伸直雙腿。

DOUBLE-AND SINGLE-FOOT POSTURES

雙脚和單脚姿勢

仰臥式是泰式被動瑜伽最常用的姿勢，這個姿勢可讓理療師近距離接觸接收者身體的每個部位，接收者也會因背部平躺而感覺舒適和放鬆。

做法：

　　讓接收者以放鬆的仰臥式躺在墊子上，跪在接收者的雙脚之間，用手包裹住她的雙脚及整個穹部中間，輪流在雙脚上進行掌壓，在進行掌壓動作時，輕柔擺動身體，將力量從一邊換到另一邊，將身體的力量傳遞到雙手進行掌壓。

　　在做搖擺動作的同時，沿着雙腿上下掌壓，在膝蓋位置時不要壓，用手掌包裹整個膝蓋，輕柔的轉圈讓它溫暖。交替掌壓在雙脚上結束。雙手扶在她的脚踝位置，用手掌的力量，自脚踝到脚趾順著1-2-3-2-1的次序緩慢的按壓。

　　向後退到與接收者適應的距離，雙手放于她的脚趾位置，將脚趾向前壓，然後放鬆，重復3次。

益處： 放鬆雙脚、大腿及脚踝。

〔壹〕【掌壓雙脚】

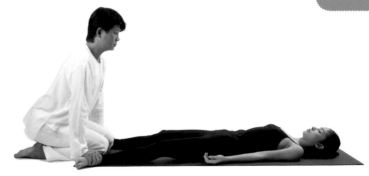

〔貳〕【掌壓雙腿】

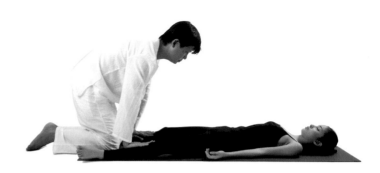

〔叁〕【伸展脚踝】

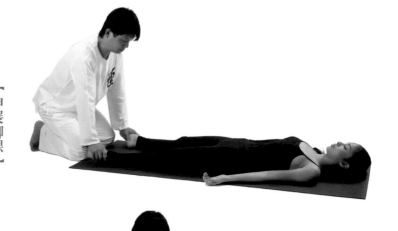

〔肆〕【彎曲脚踝】

{伍}
【轉動腳踝】

做法：

　　一手托着接收者的腳後跟，另一手握住她的腳趾，緩慢地朝同一方向轉動腳踝三次，然後再反方向轉動三次。另一側如上述動作。

推薦： Vata and Pitta（風型與火型）

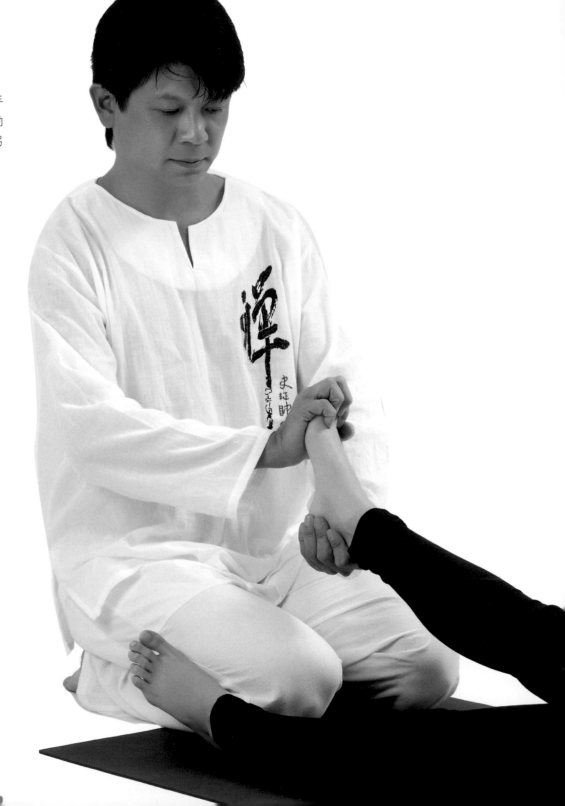

{陆}

【扭轉腳】

瑜伽相關

前面幾頁中關于足部的按摩與瑜伽中被稱爲Pawanmuktasana（梵語）的關節練習系列存在着聯系。

療效： 這些練習通過促進運動和柔韌性來改善關節的功能，有利于預防後治療關節炎關節僵硬和關節損傷。

禁忌： 腳痛後踝痛的顧客，包括關節炎、足底筋膜炎等或急性損傷，在練習時應格外小心。

做法：

跪在接收者的雙腳之間，內側的手托起她的腳後跟，另一衹手握住腳穹部位置，身體向後傾斜，用肘部的力量輕柔的向外扭轉腳，重復數次。換另一衹手在另一衹腳上重復上述動作。

推薦： Vata and Pitta（風型與火型）

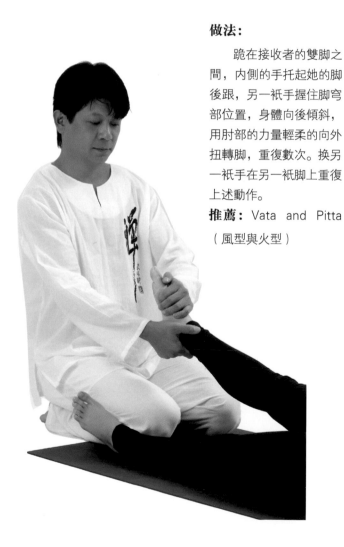

{柒}

【伸展腳趾】

做法：

保持托住接收者的腳後跟，用大拇指和食指握住她的大腳趾最近腳掌的關節位置，正反旋轉數次，，放鬆關節部位。吸氣，平穩地將腳趾拉向理療師的方向，然後呼氣。在每一個腳趾上重復上述動作。輕敲放鬆腳部結束動作。

推薦： Vata（風型）

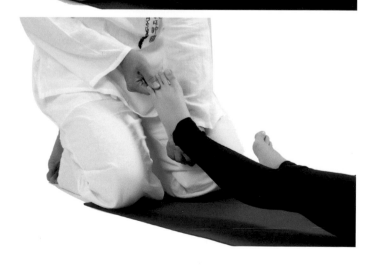

SINGLE-LEG POSTURES

單腿姿勢

【壹】

【Tree 樹式】

瑜伽相關體式

梵文： Vrksasana

英文： Tree Pose

中文： 樹立姿勢（樹式）

要點： 把彎曲腿的腳盡量放在直立腿上；髖骨外展；臍部向前；讓彎曲的膝部向外側伸出。

益處： 伸展腹股溝、臀部、胸部和肩部；七七年規劃雙腿、腹部、小腿、膝部、踝部、足弓；緩解坐骨神經痛；改善平衡。

禁忌： 頭痛、低血壓者不宜。

適應： 如果有必要的話可在接收者的膝蓋下放個枕頭，以減輕腰背的緊張。

推薦： Pitta（火型）

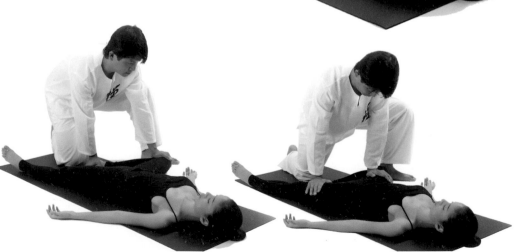

做法：

　　跪于接收者的右側，將接收者的腿彎曲，讓她的腳底對着伸直腿部的內側。理療師調整姿勢，與接收者彎曲的大腿成一條直線，一手掌壓她的腳踝，另一手掌壓大腿，雙手同時動作，最後再一起回到膝蓋。

{贰}

【Pedal Boot 舒展鼠蹊部】

做法：

坐在接收者的兩腿之間，理療師右腳放于接收者伸直腿部的外側，左手托住彎曲的腳，左腳放于大腿靠近膝蓋的位置，用腳底沿著大腿內側下壓，在鼠蹊部來回按壓，讓大腿自由伸展。接著用雙腳交替按壓數次。

益處： 舒展鼠蹊部、臀部屈肌及大腿內側，起到放鬆的療效

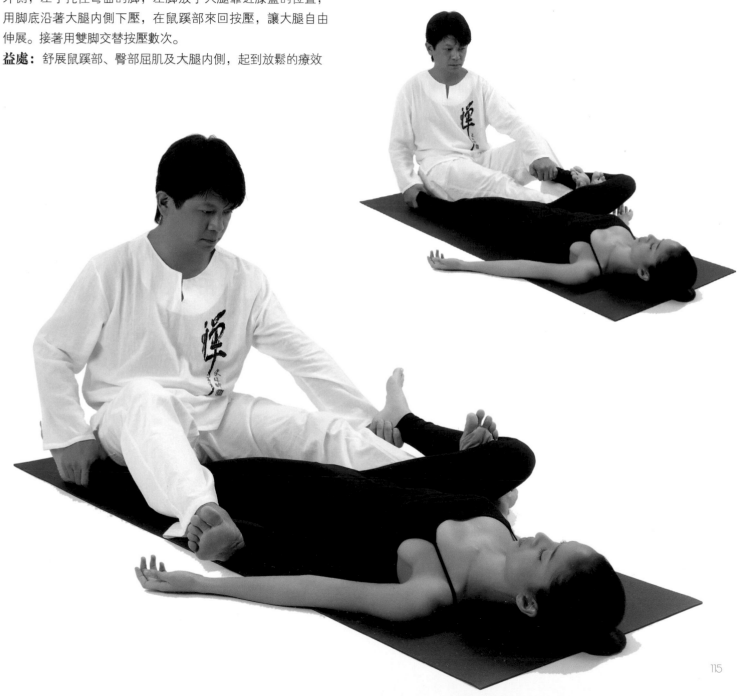

{叁}

【Side Kick 側腿】

瑜伽相關體式

梵文： Utthita Trikonsana

英文： Extended Triangle Pose

中文： 伸展三角姿勢

要點： 後腳跟與地板墊前部成10°角；雙腿四頭肌用力；展開坐骨；擴展胸腔；頭部在前腳的正上方。

益處： 伸展腿部、膝部、踝部、肩部、胸部、脊柱的肌肉；強化大腿、膝部、踝部；緩解輕度背痛、坐骨神經痛、預防骨質疏鬆。

禁忌： 心臟病、高或低血壓、頭痛、腹瀉、嚴重的背部損傷、頸部傷病者不宜。

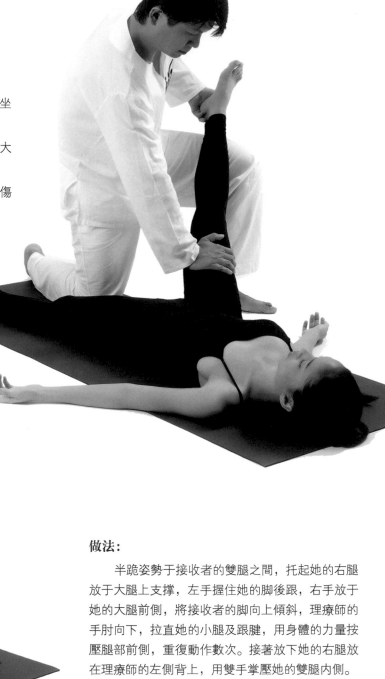

做法：

半跪姿勢于接收者的雙腿之間，托起她的右腿放于大腿上支撐，左手握住她的腳後跟，右手放于她的大腿前側，將接收者的腳向上傾斜，理療師的手肘向下，拉直她的小腿及跟腱，用身體的力量按壓腿部前側，重復動作數次。接著放下她的右腿放在理療師的左側背上，用雙手掌壓她的雙腿內側。

推薦： Pitta and kapha（火型與水型）

{ 肆 }

【 Knee Stretch（膝蓋伸展）90度式 】

做法：

坐姿，理療師外側的手托住接收者的腳後跟，另一祇手握住她的腳，讓她的膝蓋與大腿成90度角，理療師外側的腳掌在她大腿膝蓋的正後方，伸直腿將接收者的大腿往前推，同時盡可能拉她的腳跟往理療師的方向，按1-2-1的次序重復下壓動作，動作進行過程中保持她的腿在90度的姿勢。

益處： 舒展膝蓋關節及拉直跟腱。

預防： 在動作進行中，要保持警覺并詢問接收者的感受。

適應： 可在接收者的腳上包個毛巾，避免不適。

推薦： Vata and kapha（風型與水型）

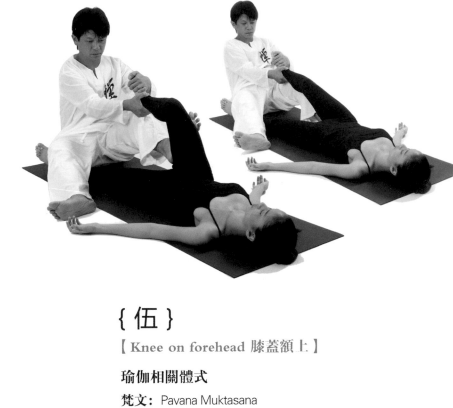

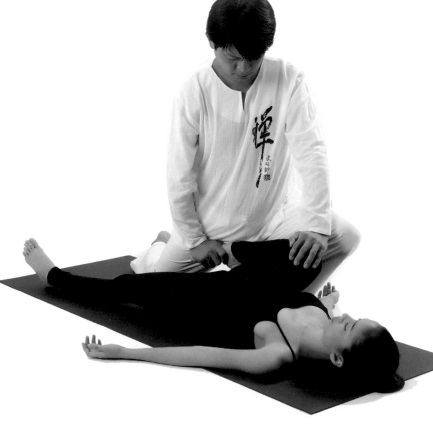

{ 伍 }

【 Knee on forehead 膝蓋額上 】

瑜伽相關體式

梵文： Pavana Muktasana

英文： Wind – Relieving Pose

中文： 排風姿勢（排風式）

要點： 伸直脊柱，額頭向下；坐骨靠近腳跟。

益處： 伸展後背下部肌肉和脊柱；促進消化和排泄。

禁忌： 孕期、腹痛、疝氣、嚴重抑鬱不宜。

推薦： Vata, pitta, and kapha（風型、火型與水型）

做法：

半跪姿勢，彎曲接收者的右腿，外側的手放于她的膝蓋上方，另一手放于她的腳踝位置。讓接收者吸氣，呼氣時，身體向接收者的方向傾斜，用身體的力量施壓，停留數秒然後還原。

DOUBLE-LEG POSTURES
雙腿姿勢

{ 壹 }
【 The LongStretch 延長拉伸 】

做法:
　　接收者以放鬆的仰臥式躺在墊子上,理療師跪于她的頭頂位置,雙手抓住她的手腕,理療師身體向後傾斜,用身體的力量拉她的手臂往後,然後還原。

益處: 伸展手臂及腋窩。

推薦: Pitta(火型)

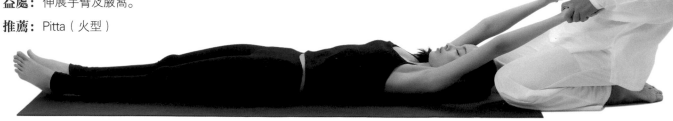

{ 貳 }
【 Half-Plough 半犁式 】

瑜伽相關體式

梵文: Halasana

英文: Plow Pose

中文: 犁姿(犁式)

要點: 頭的後部放在地面上;伸展脊柱;鎖骨外展;肩胛向脊柱內收;臀部在肩部上方。

益處: 伸展腿筋、小腿、脊柱、肩部、胸部、頸部;強化背部肌肉;緩解輕度背部疼痛、頭痛、竇炎、失眠;通過放鬆神經系統緩解憂慮、緊張和憂鬱。

禁忌: 孕期、頸部或肩部、傷病、哮喘、高血壓、腹瀉者不宜。

推薦: Kapha(水型)

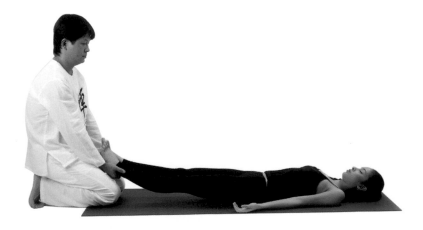

貳-1

118

做法:

　　跪姿于接收者的雙脚位置，雙手托起她的雙脚，緩慢起身站立，讓她的雙腿與地面成90度，站在她的右側，内側的手包裹住她的脚後跟，另一祇手抓住她的雙手以支撐。理療師前腿向前與她的腰平行成弓步。讓接收者吸氣，當她呼氣時將雙脚向前推到達她的臉部上方，停留數秒然後緩慢還原。

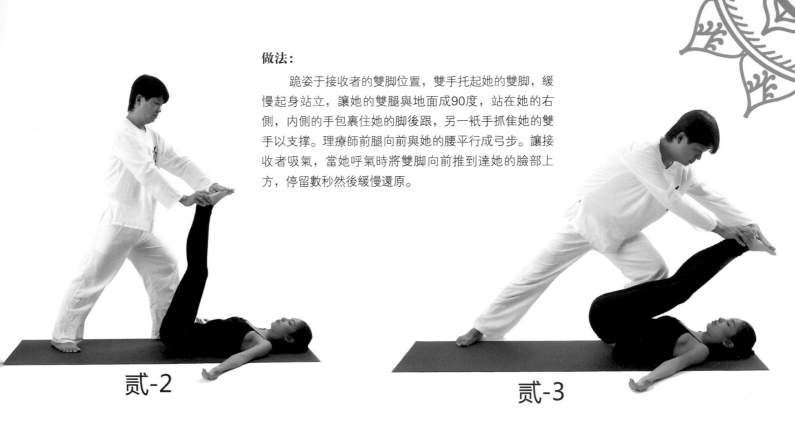

貳-2

貳-3

{叄}

【LEG ON SHOULDER 伸展臀部】

瑜伽相關體式

梵文： JanuSirsasana

英文： Knee to head pose

中文： 膝、頭靠近姿勢

要點： 脚接近另一條大腿；放低坐骨，讓臍部與伸直的腿平齊；向前彎曲身體，向外轉動同側肋骨，向内轉動對側肋骨；伸展脊柱。

益處： 伸展腿筋、腹股溝、小腿、脊柱；强化腹部、脊柱；促進消化；減少月經不適；通過放鬆神經系統緩解憂慮、精湛和憂鬱。

禁忌： 膝部疼痛、哮喘、腹瀉者不宜。

適應： 如果你比較高就調整後面的腿成戰士姿式來完成。

推薦： Vata and pitta（風型與火型）

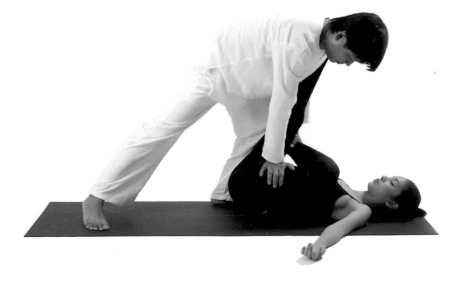

做法:

　　理療師彎曲接收者的左脚，將它放在右腿上，左手握住她的脚踝，將她的右腿放在肩上，右手按1-2-3-2-1的次序按壓接收者左腿後側，自膝蓋位置掌壓到臀部。在身體的另一側重復上述動作。

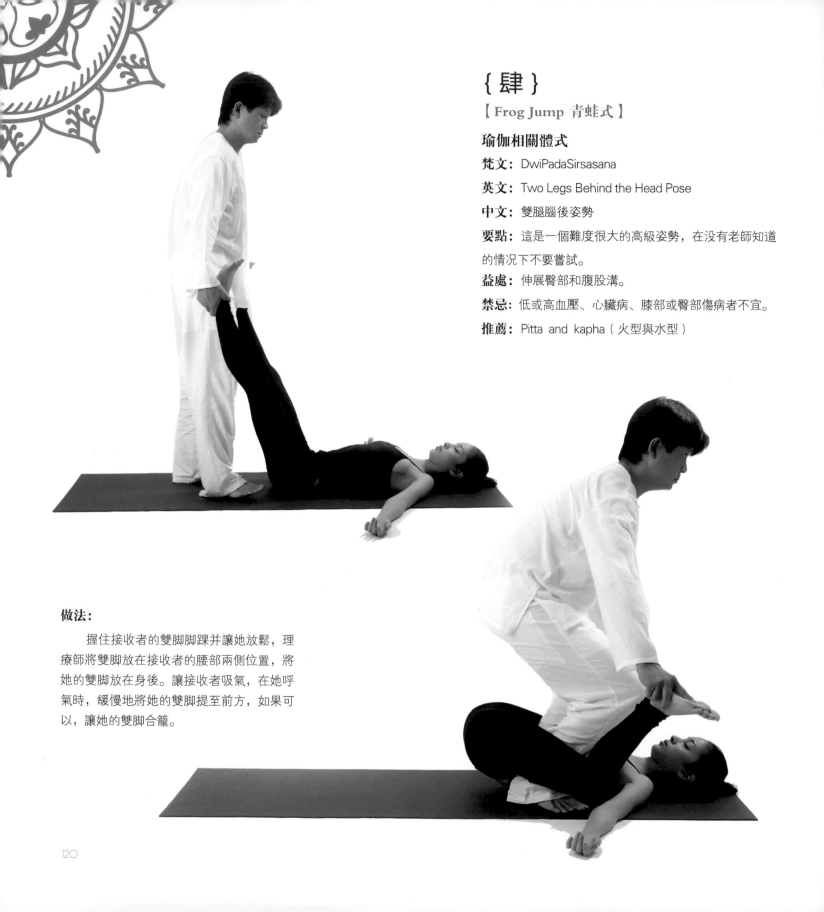

【肆】

【Frog Jump 青蛙式】

瑜伽相關體式

梵文： DwiPadaSirsasana

英文： Two Legs Behind the Head Pose

中文： 雙腿腦後姿勢

要點： 這是一個難度很大的高級姿勢，在没有老師知道的情況下不要嘗試。

益處： 伸展臀部和腹股溝。

禁忌： 低或高血壓、心臟病、膝部或臀部傷病者不宜。

推薦： Pitta and kapha（火型與水型）

做法：

　　握住接收者的雙腳脚踝并讓她放鬆，理療師將雙脚放在接收者的腰部兩側位置，將她的雙脚放在身後。讓接收者吸氣，在她呼氣時，緩慢地將她的雙脚提至前方，如果可以，讓她的雙脚合籠。

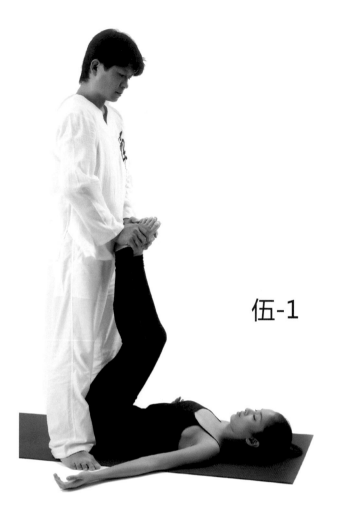

伍-1

{ 伍 }

【 AG Pose (Anti-Gravitational Spinal Relaxation Pose 反引力脊柱放鬆姿勢】

瑜伽相關體式

梵文： SirshapadaBhumiSparshasana

英文： Head and Feet to Ground

中文： 頭、脚撑地姿勢

益處： 伸展脊柱、四頭肌、坐骨神經、腹部、肩部、頸部和胸部；強化腿、手臂和手腕。

禁忌： 背部或頸部傷病、上升虛弱、高或低血壓、頭痛。

適應： If you have sharp, pointy kneecaps, use a folded towel between your knees and the recipient's insteps. For a more secure grip, use a scarf or a yoga strap.（如果你有敏鋭的、尖尖的膝蓋，用你的膝蓋和收件人的脚背之間的折叠的毛巾。對于一個更加安全的抓地力，用一條圍巾或瑜伽帶。）

推薦： Pitta and kapha（火型與水型）

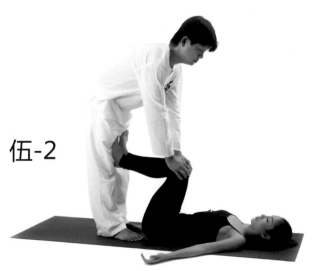

伍-2

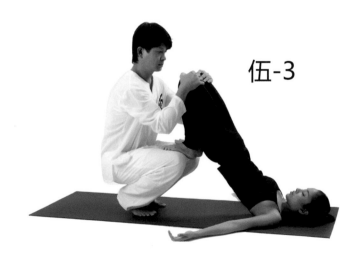

伍-3

做法：

　　彎曲接收者的雙膝，理療師將她的雙脚脚底放在他的膝蓋上，雙手相扣握在她的雙膝上，曲膝下蹲，下壓接收者的雙膝，讓她的臀部、背部抬離地面成AG姿勢，停留數秒然後緩慢還原。

｛陆｝

【Yoga Mudra 瑜伽手印】

瑜伽相關體式

梵文： PavanaMuktasana

英文： Wind – Relieving Pose

中文： 排風姿勢（排風式）

要點： 伸直脊柱，額頭向下；坐骨靠近腳跟。

益處： 伸展後背下部肌肉和脊柱；促進消化和排泄。

禁忌： 孕期、腹痛、疝氣、嚴重抑鬱不宜。

適應： 如果有必要，在你的脛骨和接收者之間放一個枕頭，避免骨頭之間摩擦所產生的疼痛。

推薦： Pitta（火型）

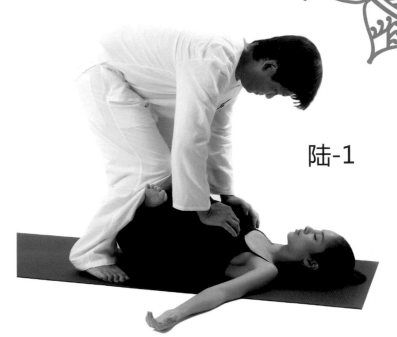

陆-1

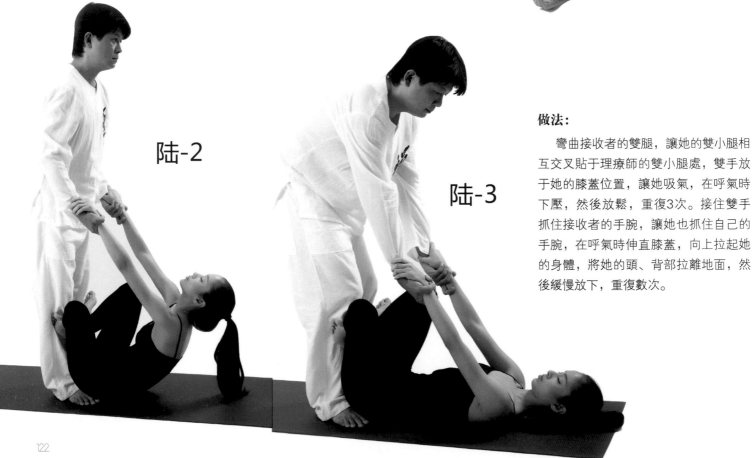

陆-2

陆-3

做法：

　　彎曲接收者的雙腿，讓她的雙小腿相互交叉貼于理療師的雙小腿處，雙手放于她的膝蓋位置，讓她吸氣，在呼氣時下壓，然後放鬆，重復3次。接住雙手抓住接收者的手腕，讓她也抓住自己的手腕，在呼氣時伸直膝蓋，向上拉起她的身體，將她的頭、背部拉離地面，然後緩慢放下，重復數次。

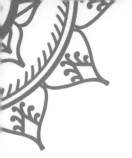

ABDOMEN, CHEST, ARM, AND HAND POSTURES
腹部，胸部，手臂和手的姿勢

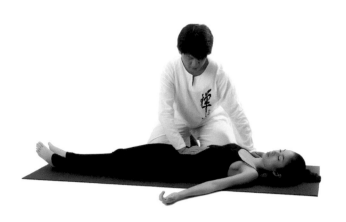

{ 壹 }

【 Abdominal Massage 腹部按摩1 】
Hara問候赫拉

做法：

跪在接收者身旁，將手掌輕放在赫拉（肚臍）上，不要用力。輕柔地把手放在那裏，感受接收者的呼吸，將自己的呼吸節奏調整與她一致。

預防： 在接收者進食兩個小時之內，不可進行此區域的動作。

{ 貳 }

【 Sun-Moon Stroke 日月熱身 】

做法：

　　跪姿在接收者的身旁，雙手上下叠加，以順時針的方向輕柔地在赫拉部位打圈。

益處： 放鬆橫膈膜、胃、肝、大小腸等器官，緩解大腸激燥癥。

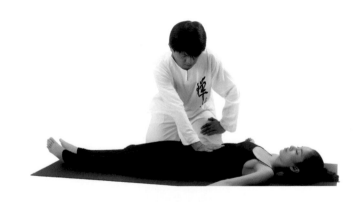

{ 叁 }

【 Palming 掌根推 】

做法：

　　在呼氣時，用雙掌根部輕柔且有力的往肚臍方向推動。

{ 肆 }

【 Finger Pressing 手指按壓 】

做法：

　　理療師調整手的位置，雙手手指向下往肚臍方向拉，雙手包裹住肚臍，回到 "推" 的位置，重復 "推" 與 "拉" 的動作數次，直到感覺赫拉部位柔軟且放鬆。最後，以雙掌打圈結束。

益處： 釋放情緒，改善坐骨神經痛、下背部疼痛、經痛以及腹部相關問題。，

預防： 接收者在術後三個月內不可進行此動作。

推薦： Vata, pitta, and kapha（風型、火型與水型）

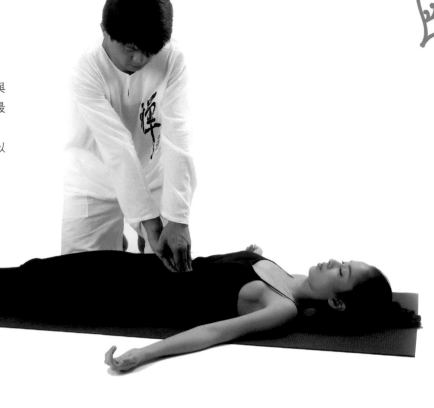

{ 伍 }

【 Abdominal Massage (Alternative Posture 替代姿勢) 】

{ 伍 } -1

　　以下動作可代替前面的動作，這是非常有效的，但在做這些動作時理療師跟接收者的身體是非常接近的，所以建議動作于你所熟悉的人。

做法：

　　理療師跪姿于接收的脚部位置，雙手托着她的雙脚脚踝緩慢向上抬起并輕柔地往她頭部的方向下壓，理療師調整姿勢，膝蓋放于她的下背部位置支撑她的身體。將她的雙腿往兩側分開放于身後，雙手上下叠加放于赫拉做日月熱身，接著將右手前臂放于赫拉做滾動動作。

推薦： Kapha（水型）

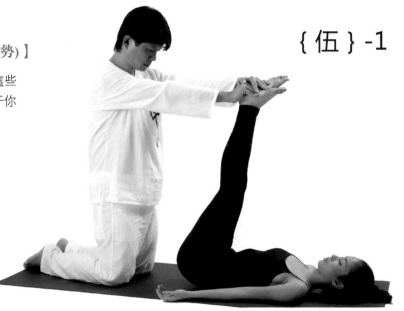

{伍}-2

{伍}-3

{伍}-4

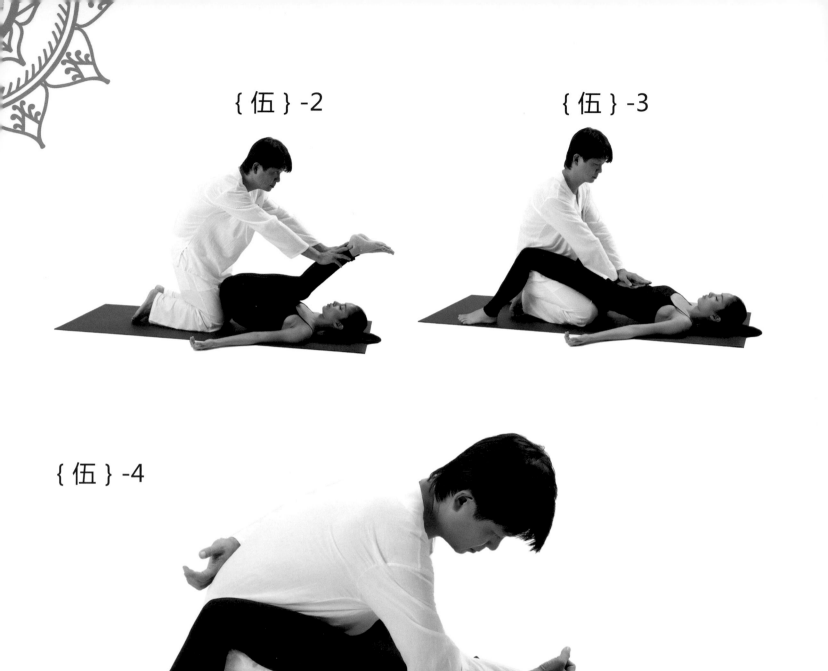

{陆}

【Palming Sen on Arms 手臂內側】

做法：
跪在接收者的一側，將她的手臂向外打
開，掌心向上，一手放在她的手腕上，
另一手放在她的肩膀上，輕柔地下壓，
以交替掌壓向內至肘部後向外掌壓，再
向下掌壓，然後向下掌壓至手。

預防： 不可在關節部位進行掌壓動作，
如肘部、手腕或手指。

推薦： Vata, pitta, and kapha（風型、火
型與水型）

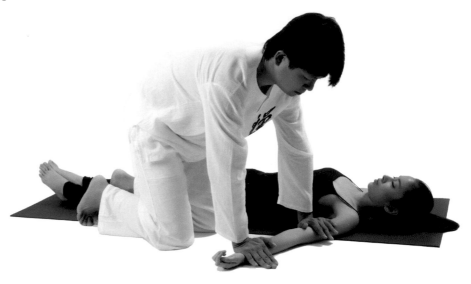

{柒}

【Thumbing Sen on Arms 內側擅綫】

做法：
手雙手拇指交替指壓手腕到手肘的中心線，
同時左右擺動。接著在手肘上方繼續按壓，
直到肩膀的位置。沿著同一條綫向下返回動
作。最後，掌壓放鬆結束。

益處： 按摩手臂，釋放更多源自胸腔的能量。

推薦： Vata, pitta, and kapha（風型、火型與
水型）

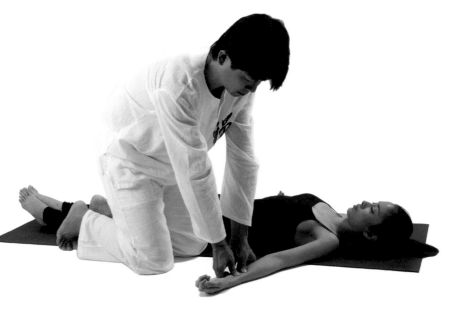

{ 捌 }

【 Hand Massage 撕面包式 】

做法：

　　坐在接收者的一側，雙手托起她的手，讓它掌心向上，用雙拇指下壓掌上的點接着向外轉手指，做如同撕面包的動作。另一手重復上述動作。

預防： 接收者如果有關節炎，動作應輕柔。

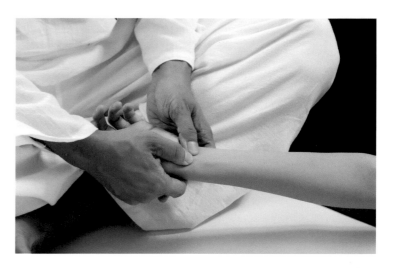

{ 玖 }

【 手部的四條綫 】

做法：

　　將接收者的手翻轉過來，理了師大拇指以打圈的方式，自腕關節的中心點開始，沿着每根手指之間的凹槽至指尖，然後滑出。

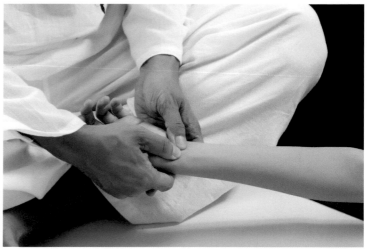

{ 拾 }

【 手指的放鬆及伸展 】

做法：

　　理療師一手握住接收者的手腕，另一手以食指和中指夾住她的手指，輕鬆地轉動她的手指，然後握住，緩慢的滑動拉直手指。

推薦： Vata, pitta, and kapha（風型、火型與水型）

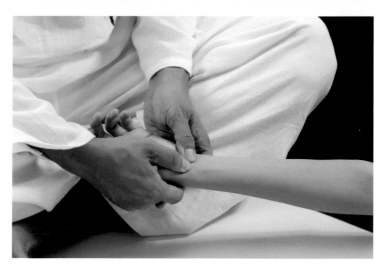

BACK-POSITION POSTURES
背部位置姿勢

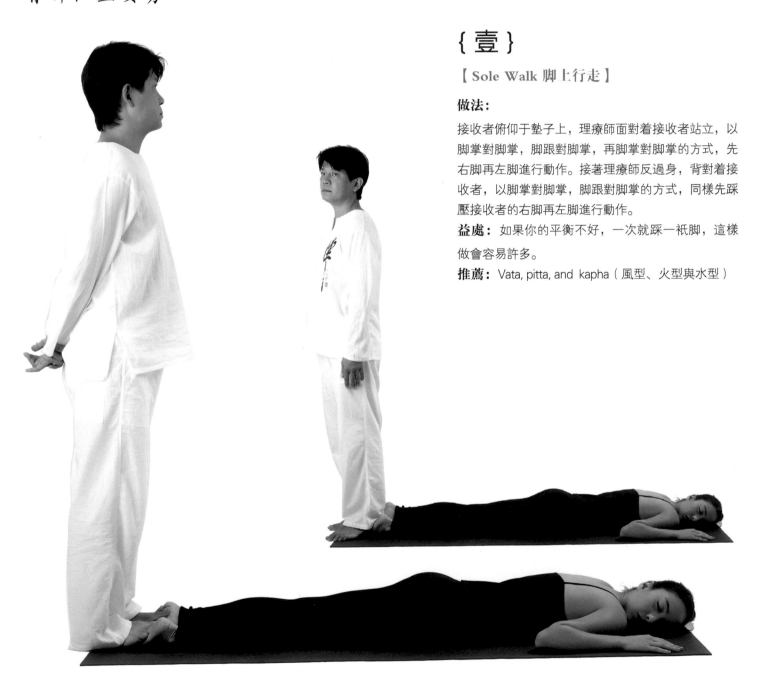

{壹}

【Sole Walk 脚上行走】

做法:

接收者俯仰于墊子上,理療師面對着接收者站立,以脚掌對脚掌,脚跟對脚掌,再脚掌對脚掌的方式,先右脚再左脚進行動作。接著理療師反過身,背對着接收者,以脚掌對脚掌,脚跟對脚掌的方式,同樣先踩壓接收者的右脚再左脚進行動作。

益處: 如果你的平衡不好,一次就踩一祇脚,這樣做會容易許多。

推薦: Vata, pitta, and kapha(風型、火型與水型)

{贰}

【 Thunderbolt 霹靂 】

瑜伽相關體式

梵文： Dhanurasana

英文： Bow Pose

中文： 弓姿（弓式）

要點： 要輕柔拉住踝部以保護膝部；大腿內側并攏；內收骶骨；外展鎖骨；上抬胸部。

益處： 伸展脊柱、四頭肌、髂腰肌、腹部、肩部、頸部和胸部；強化雙臂和雙腿。

禁忌： 孕期、背部或頸部疼痛、高或低血壓、頭痛者不宜。

適應： 如果你的手小或接收者的腳大，把兩衹腳上下叠加會比較容易。

推薦： Vata（風型）

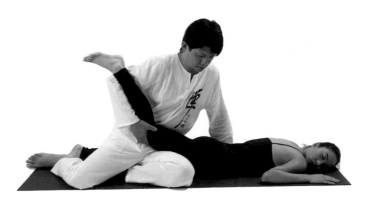

做法：

　　理療師半跪于接收者身體左側，彎曲她的雙脚向後，右手包裹住她的雙脚并輕柔下壓，盡量讓她的雙脚貼靠臀部，左手放于她的背部，用身體的力量掌壓背部數次。

{叁}

【 Sanuk 滾背 】

做法：

打開并伸直接收者的雙腿，理療師調整姿勢坐于她右腿的下支撐她的腿部，側身對着接收者的身體，盡量將身體靠近她的臀部。一手握住她的脚踝，另一手放于她的下背部，在下背和中背滾動前臂，力量集中在下背部。

適應： 可在理療了和接收者的大腿間放一個小枕頭，避免骨頭碰着骨頭造成的不適。

推薦： Vata and pitta（風型與火型）

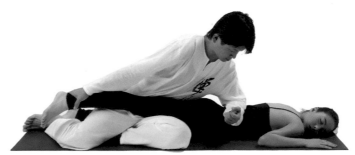

{ 肆 }

【 Locust 半跪蝗蟲 】

做法：

　　理療師于接收者的身體左側，右腳在前成半跪姿勢，抬起她的右腿，右手扶住她的右膝，左手放于她的下背部。以左手做支撐，輕柔地將接收者的膝蓋朝自己的方向往上拉動，拉到她感到舒適的最高地方停留數秒，然後緩慢的將腿放下，重復數次。

適應： 伸展大腿、髖屈肌、下腹部及赫拉直到橫膈膜的部位。

推薦： Kapha（水型）， vata（風型）如果接收者身體足夠柔軟。

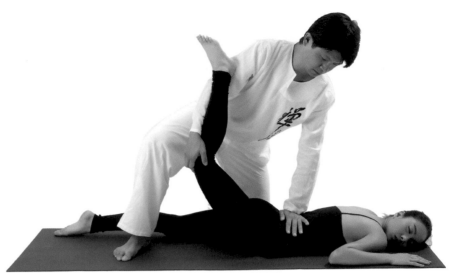

{ 伍 }

【 Palming Sen on the Back 蝴蝶式下壓 】

做法：

　　理療師左腳在前，右腳放于接收者雙腿之間成半跪姿勢，雙手以蝴蝶式放在她的腰部下方，掌根放于脊柱兩側的流綫凹槽上。呼氣時，從腰部下方沿着脊柱向上進行掌壓動作到肩胛骨位置。以交替掌壓向下進行動作。

預防： 在腎臟部位下壓的力道不要太大。

推薦： Vata, pitta, and kapha（風型、火型與水型）

﹛陆﹜

【Classic Cobra 眼鏡蛇】

做法:

    理療師以跪姿于接收者的雙腿之間，將膝蓋放于她的臀部中央，抓住她的手腕，也讓她抓住理療師的手腕。讓接收者吸氣，在她呼氣時，理療師的身體向後傾，緩慢地將她拉起，然後緩慢放下。理療師移動膝蓋到接收者的臀部中段和臀部與大腿的擅腺處之間，重復上述動作。再將膝蓋移動到臀部與大腿擅綫下方的位置，再重復上述動作。最後，在接收者的背部做上下交替掌壓結束。

適應: 舒展驅幹前部及胸部，柔軟背部。

推薦: Vata and pitta（風型與火型）

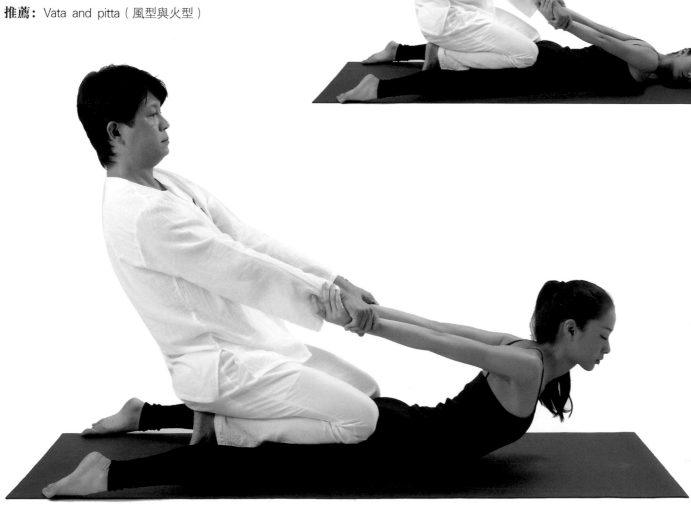

SIDE-LYING POSTURES

側臥姿

接收者側身躺著，下面的腿伸直，上面的腿向前彎曲，與身體成90度。在動作進行時，在她的頭下放個小枕頭可令她感覺舒適。

{壹}

【Dragon Twist 交叉扭轉】

瑜伽相關體式

梵文： ShavaUdarakarshanasana

英文： Spinal Twist（Lying）

中文： 脊柱扭曲（卧姿）

要點： 祇有在骶骨感覺舒適時才可把膝部壓向地面，注意不要伸展過度；兩個肩膀均保持平放在墊子上。

益處： 伸展和強化脊柱肌肉；伸展骶骨關節；緩解輕度背痛。

禁忌： 嚴重背痛、脊柱傷病。

做法：

半跪于接收者的一側，一手放于她的肩膀上，另一手放于她彎曲的大腿上，自膝蓋至臀部的位置以1-2-3-2-1的次序進行按壓。

推薦： Vata, pitta, and kapha（風型、火型與水型）

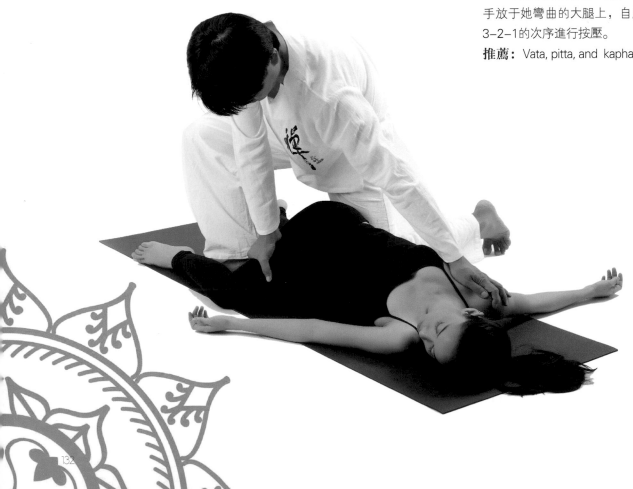

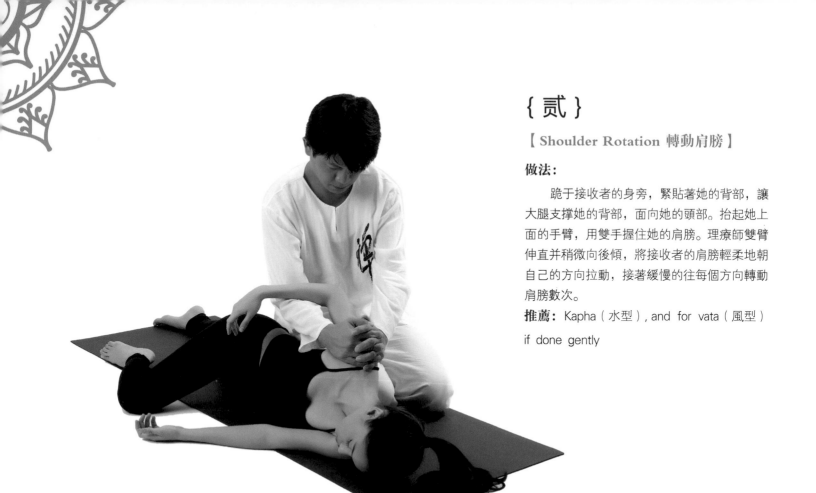

{ 贰 }

【Shoulder Rotation 轉動肩膀】

做法:

跪于接收者的身旁，緊貼著她的背部，讓大腿支撐她的背部，面向她的頭部。抬起她上面的手臂，用雙手握住她的肩膀。理療師雙臂伸直并稍微向後傾，將接收者的肩膀輕柔地朝自己的方向拉動，接著緩慢的往每個方向轉動肩膀數次。

推薦: Kapha（水型）, and for vata（風型）if done gently

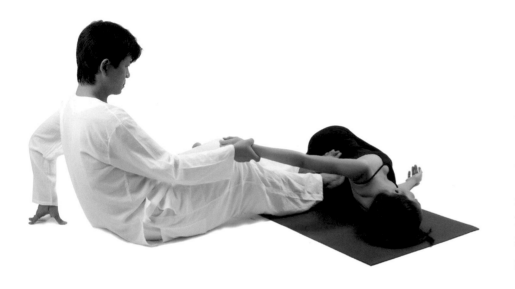

{ 叁 }

【Back Pedal 脚踏背部】

做法:

坐在接收者的後面，拉開與她的距離，雙腳放于她的背部，右手握住接收者上面手臂的手腕，左手放于地面幫助支撐，右手輕柔地向後拉動她的手臂，雙腳輕柔地交替踩踏她的背部。

益處: 舒展背部肌肉群，緩解背部的緊張。

推薦: Vata and pitta（風型與火型）

{肆}

【Standing Side Arc 半站蝗蟲式】

瑜伽相關體式

梵文：Ardha Salabhasana Variation

英文：Half –Locust Pose Variation

中文：半蝗蟲姿勢（半蝗蟲式）替換姿勢

要點：傷雙腿用力；骶骨内收；伸直脊柱。

益處：伸展四頭肌、髂腰肌和下背部；强化脊柱、臀部、腿筋和小腿。

禁忌：孕期、背部或頸部傷病者不宜。

推薦：Kapha（水型）

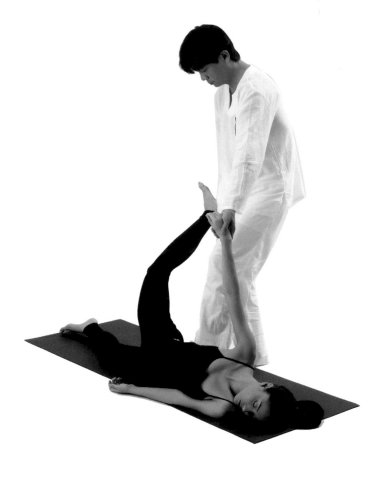

做法：

理療師一手握住接收者彎曲腿部的脚踝，輕柔地將她的腿朝自己的方向拉起離地，另一手握住接收者的手腕，站于她的腰部後面。理療師將一祇脚放在接收者的背部最底端，脚跟着地，前脚掌放在脊柱上方做支撑。讓接收者吸氣，在她呼氣時輕柔地將她的手臂跟腿部向上和後方拉，停留數秒，然後緩慢地將腿部還原。

預防：進行此動作時，不可過分伸展手臂，重點應伸展腿部。

益處：對大腿、臀部、大腸，甚至太陽神神經有極好的伸展效果。

{伍}

【Half Locust 半跪蝗蟲式】

瑜伽相關體式

梵文：Supta Padangushtasana Variation

英文：Reclining Hand to Foot Pose Variation

中文：臥姿手扶腿姿勢

要點：骶骨保持平放在地面上；四頭肌用力。

益處：伸展臀部、四頭肌、腿筋、腹股溝、小腿；

強化膝部；緩解輕度背痛、坐骨神經痛和月經不適。

禁忌：高血壓、頭痛、腹瀉者不宜。

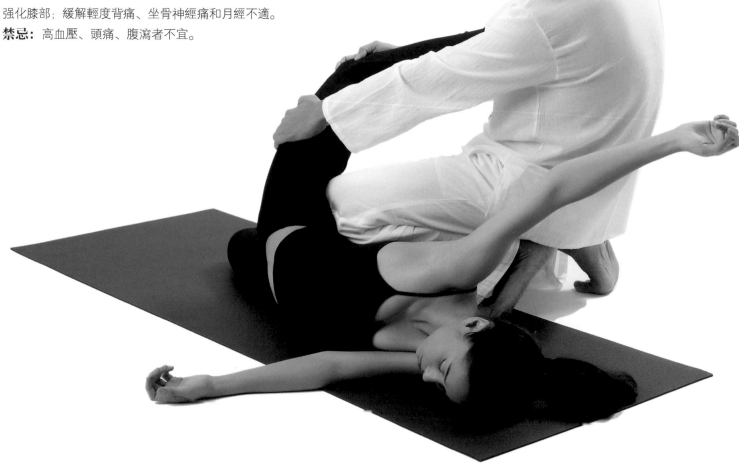

做法：

理療師跪姿于接收者的體後，右膝放于地面支撐，左膝放于她的臀部位置，雙手扶在她的右腿膝蓋位置，將她的右手放于體後。身體稍向後傾，借用身體的力量將她的右腳輕柔地往後拉，停留數秒然後還原，理療師左膝自她的臀部至膝蓋以1-2-3-2-1的次序移動進行動作。預防：進行此動作時，不可過分伸展手臂，重點應伸展腿部。

聲音按摩——西藏頌鉢

混同而進，叢集而出，悠揚悅耳，而無形無色，餘音飄渺，而不拖拉，意境昏沈，而無聲響，它震動在迷迷茫茫之內，靜止在窈窈冥冥之中。（《莊子—天運—北門成》）

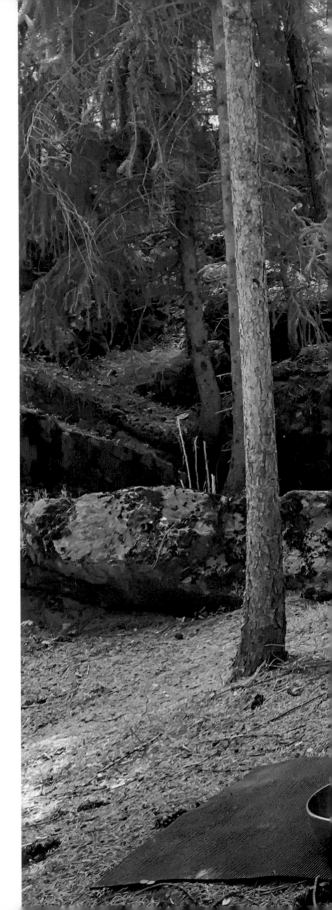

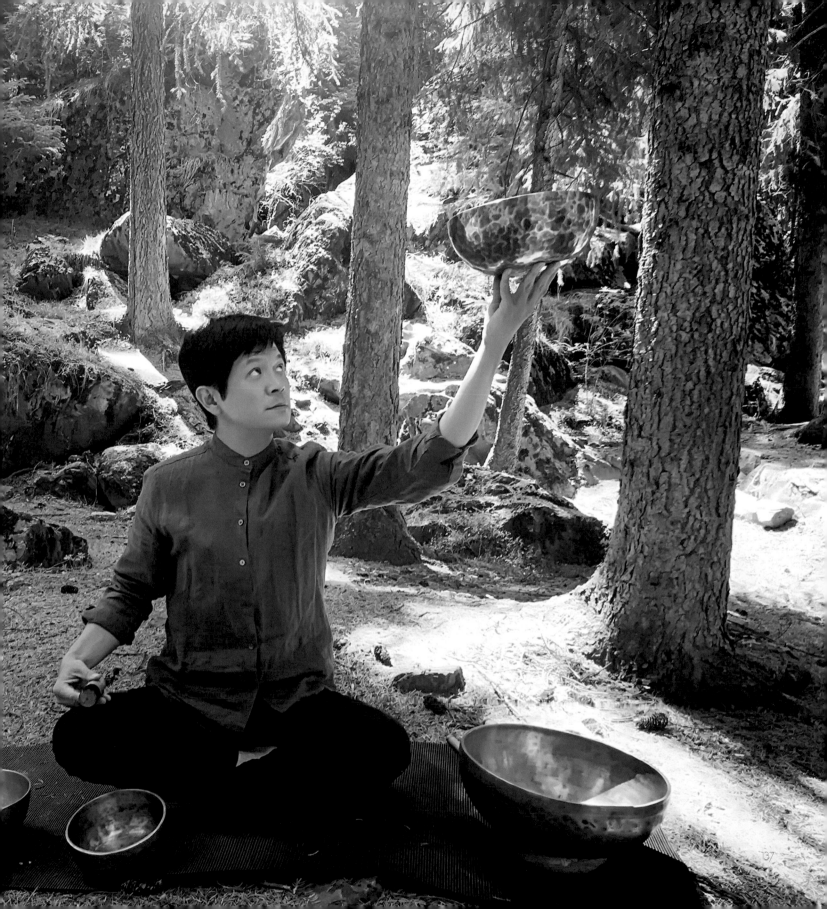

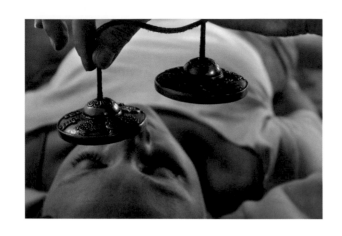

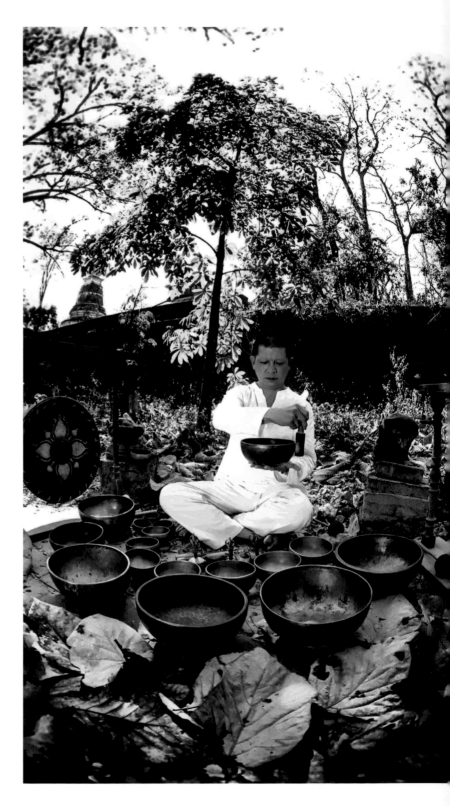

 # 什麼是聲音按摩？

　　被動瑜伽之聲音按摩，無論冥想、瑜珈、輪迴轉世、或道法自然，都是自然不過的事。相較於西方價值著重於智能，東方是以感性悟道為出發。《聲音按摩》是什麼？不祇按摩您的耳朵~是自然能量按摩

　　在二十一世紀，歌唱碗的聲音按摩已被用于自古以來在印度特別是在喜馬拉雅山脉的治療。神聖的經文頌鉢頌鉢本身彷彿宇宙洪荒初始的樂音，能够讓聆聽者感受到驚奇的效果。它能輕鬆地處理難解的失眠與焦慮，對于壓抑的情感與思緒，也能藉由身體的輕微振動，將這些內在能量引導出來，得到釋放。在二十一世紀，無論是東方的印度、尼泊爾、西藏或西方世界，頌鉢已經成為理療(healing)、聲音按摩(sound massage)、聲音治療(sound therapy)和輪穴平衡(chakra balancing)等療程中的一種媒介或一種工具，深受大家喜愛。讓我們在和諧穩定的頌鉢頻率中體驗深層放鬆的舒暢與自由，讓來自天地自然的亘古音波穿透你的身體，激活潛藏在體內最深的生命力！

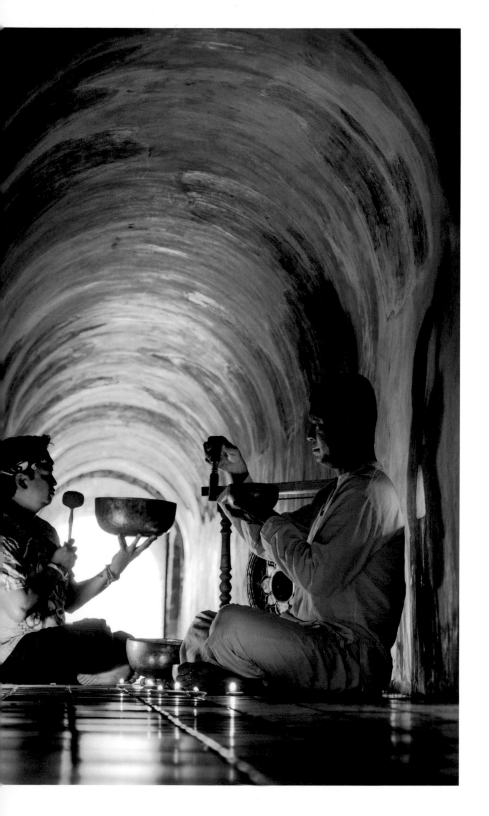

　　聲音按摩，不僅是頌缽而已！頌缽現已普遍流行於東西方國家，主要作為靜心(meditation)、聲音療癒(sound healing)、聲音按摩(sound massage)和平衡脈輪(balancing chakra)的工具。頌缽所發出的聲音能够和大自然本身的頻率產生共鳴、也能影響附近物體組成分子的振動頻率，當頌缽靠近人體時，體內最細小的原子也會隨著頌缽的音波振動而變化，包括我們的意念思維就聲音治療而言，人聲、鼓音、絃樂、笛……各種樂器都有其獨特的聲波，能對身心產生各種調和作用。例如：鼓音能放鬆緊繃的表皮細胞，打開毛細孔，使體內的雜質更容易散發出去，還可以與腎產生深層共振；絃音可放鬆體表的末稍神經，使表皮減壓，還可以與心產生深層共振……。因此，當各種樂器在和諧的音樂中交織共振時，自然能對身心產生更深遠而全面的净化與美化作用。

　　進行聲音按摩(Sound Massage)跟一般按摩療法直接的身體接觸不一樣，聲音按摩是"非侵入性"的按摩法，但可以直接穿透進入身體內部，排除"外在防御系統"的抗拒，頌缽的低頻震幅穿透進他的關節處時能够減緩疼痛，因爲僵直性脊椎炎的癥狀在於背部脊椎關節及附近的肌肉組織會逐漸鈣化僵硬，也可以運用大鑼，藉著大鑼的低頻減緩背部的疼痛，其他樂器，除了大钵、小钵外，中國的編鐘、揚琴、大鑼…等，。

　　基於聲音按摩對身體造成的共振效果，可說它是身體的最佳調音器，能讓人達到深層的放鬆，恢復和強化身心自我療癒的能力。

　　聲音按摩及瑜伽按摩（被動瑜伽）搭配療愈可分爲陰與陽，使身心靈達到平衡的效果。

在七輪裏頌鉢所使用的顏色及音調

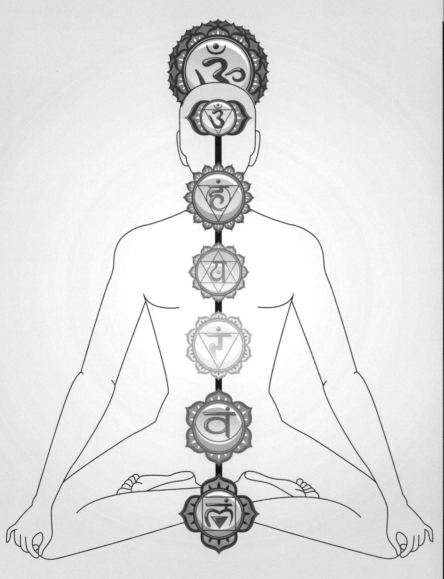

脈輪 Chakras	腺體 Glands	顏色 Colors	音調 Note
頂輪 Crown Chakra	松果體	紫/透明 Violet/ Clear	B
眉輪 Third Eye Chakra	腦下垂體	靛藍 Indigo	E
喉輪 Throat Chakra	甲狀腺 副 甲狀腺	藍色 Blue	A
心輪 Heart Chakra	胸腺	綠色 Green	D
臍輪 Solar Plexus Chakra	腎上腺 胰 腺	黃色 Yellow	G
生殖輪 Sacral Chakra	生殖腺	橙色 Orange	C
海底輪 Root Chakra		紅色 Red	F

世界專利/ORT測試

美國政府特許局專利 (專利權5188107 字號) 22個國家的專利權

ORT的由來

　　ORT開發者是日裔美籍的大村惠昭，大村博士在24歲時取得橫濱大學醫學博士學位后赴美執業，他認為人具有一種不可思議的能力，可以區分對自己好或不好的事物。大村博士對ORT的專研是受到「壓臂疾病診斷法」所啟發，所謂的「壓臂疾病診斷法」，就是患者將慣用臂以水準方式往上抬，並且手臂使力，另一手掌心則貼近欲檢測的位置，醫生再以上臂往下壓，由此判斷體內的異常情形。后來大村惠昭在研究時發現了一些現象，例如在人體運動學裏有一種情形，當人體異常的區域給予刺激時，會有肌肉減弱的情形，這種情形稱之為「機能失調局部化原理」。此外，他也發現手指肌肉比手臂大塊肌肉更適合做為測試之用。

　　起初大村惠昭在自己開設的診所利用它為人診斷，這種另類療法引起美國官方的注意，醫藥總署特別指派一名心理醫師到大村惠昭的診所進行調查，並親自接受大村惠昭的檢測，結果鑑定出該醫師患有擴散性肝癌。這位醫師回到大醫院檢查，並未發現大村惠昭醫師所稱的腫瘤癌細胞，於是遞了一份報告給衛生署，大村惠昭的醫師執照因而停權銷。結果不到兩年，這位醫師真的因為肝癌而病逝，整件事轟動美國醫學界。

　　后來大村惠昭受聘至芝加哥大學擔任特別講座，帶領醫學系學生花了15年時間，透過臨床研究，逐步建立標準化和系統化的檢測法，並正式命名為Bi-Digital-O-Ring-Test，簡稱ORT，於1993年3月23日以「病患內臟器官的O環測試診斷與成像技術」取得美國政府特許局專利（專利權5100107 字號），而且陸續於22個國家取得專利。目前美、日、歐各國都有ORT 同好會，藉此訓練和提升醫生操作ORT的技巧和精準度，做為現代醫學臨床上的輔助診斷工具，亞洲已有人體潛能開發專家李亮辰將其運用在黃帝內經色彩檢測與科學磁場的探知，以及藥物或食品對人體是否有助益。與Kenneth Chen將其運用在被動瑜伽課程能量測試。

（臺灣亮辰磁場研究院提供資料）

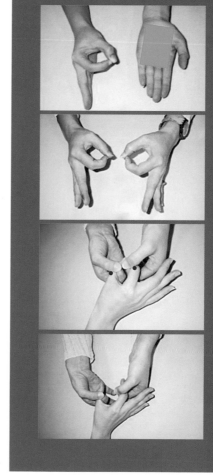

ORT測試法學習鋼要

●本測試需有受測者及測試者共兩人
●受測者於左手掌心置放綠紅黃白黑之物品，每次一色，右手成OK狀(即拇指與食指成立圓形，指尖需相連)
●受測試者雙手均成OK狀，同時穿入受測者拇指與食指所圈之圓形內，以腕部、手臂、肩膀等三種力道，由小而大緩緩向左右方向拉開。
●若輕易拉開，代表該色對受測者產生干擾；若不易拉開，代表該色與受測者頻率相符。

受測試者

檢測者

施力點於拇指第一節與食指第二節

檢查者力道應由小而大徐徐左右拉開

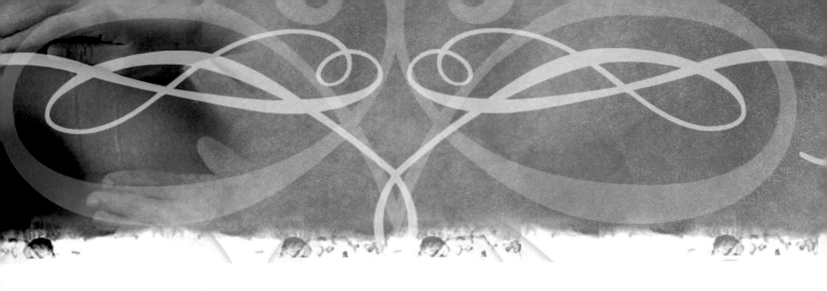

從古至今被動瑜伽學習道德準則

壹. 勤奮學習與實踐被動瑜伽的技術.

貳. 不在公共和不適于場所練習.

叁. 合理的收費。

肆. 不要從另一個醫生竊取或搶奪病人,

伍. 不要誇大其實,在不沒有熟悉練習下去治療他人,
炫耀你的知識。

陸. 接受意見,向祇是更廣博的人求教。

柒. 對患者慈愛,不自己隨心所欲。

捌. 不要將基本泰被動瑜伽證書授予沒有資格的人.

玖. 要時常練習,拉伸瑜伽,排除負面能量。

拾. 維護傳統良好的聲譽

拾壹. 每天感謝給予的斯瓦歌醫師與老師:唵納摩。

拾貳勢. 戒殺生、戒毒品、戒不當性行爲。

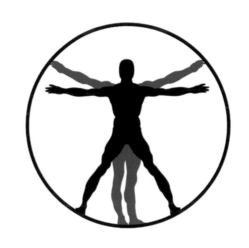

理療進行前的道德提醒

①按摩前保留數分鐘充裕的時間

 A. 為使接收者放鬆,稍微休息

 B. 提高接收者對理療師的親近感

 C. 確認接收者的病歷、現在的健康狀況、手術經歷、
有無裝置人工骨骼或關節

 D. 說明被動瑜伽簡單流程

 E. 有適當思考被動瑜伽流程的時間

②接收者更衣、洗腳

③理療師洗手

理療師應有的注意事項

① 果有心臟疾病，就進行輕度的被動瑜伽

② 對腹部進行不恰當的按摩

③ 老年人做被動瑜伽時，需特別留意（骨骼可能異常、脊椎脫
臼，或骨骼衰弱）

④ 腦中風患者或高血壓、糖尿病患者要特別留意

⑤ 做以下部位時的注意事項

項部：

A. 2歲以下不做頭部

B. 對縫合部位進行輕度的被動瑜伽

C. 耳前部位因與顏面神經相連，故進行輕度的被動瑜伽

D. 對面部的按摩力道稍弱

頸：

E. 耳下有直接連接腦的頸動脈，必須特別注意

F. 鎖骨上窩有連接手臂神經的神經通過，故不要做
   （不用手指按壓）

臂：

G. 腋下不做按摩（因有腋窩動脈、腋窩神經通過）

H. 手肘不做按摩

I. 封手腕進行輕度的被動瑜伽

背：

J. 骨骼上方不做按摩

K. 脊骨有異常，或裝置人工髖關節時，不要伸展

L. 有腫大的部分或椎間盤腫大時不做按摩

腳：

M. 膝周圍不做按摩

N. 鼠蹊部（為啟開血門而按壓鼠蹊部時）按壓不要超過40秒

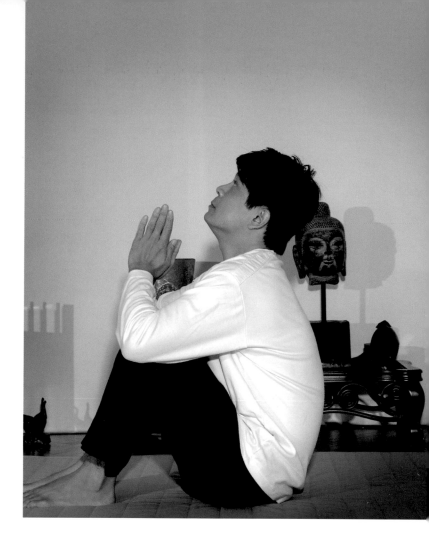

不能接受被動瑜伽的情況

① 飲酒

② 罹患可能傳染的皮膚病

③ 骨折

④ 受傷，傷口裂開

⑤ 發高燒

⑥ 患癌症的部位不直接按摩

⑦ 罹患風濕症、關節炎、痛風等

MOVING MEDITATION YOGA MASSAGE
移動中的冥想

建議售價：新臺幣460　人民幣220

編著：Kenneth Chen

編輯：劉雪嬌　徐夏

設計公司：廣州鬆暉廣告有限公司

設計師：Tina　Ken

攝影：EAK

技巧示範：陳建佑

模特兒：曼谷模特兒公司　丁海英　Marianna Bolio

　　　　Jennifer　寬國禎　翟婧妤

發行：國際被動瑜伽總會

白象文化事業有限公司

402臺中市南區美村路二段392號

　　　電話：(04)2265-2939　傳真：(04)2265-1171號

印刷：綠葉印刷廠

版次：2015年（民103）九月初版一刷

國 家 圖 書 館 出 版 品 預 行 編 目 資 料

移動中的冥想、Kenneth chen 著.--出版.--臺北
市：國際被動瑜伽總會，民 104.09
144面；　24公分
ISBN 978-986-92255-0-2 (精裝)
1.瑜伽　2.按摩
411.15　　　　　　　　　　　　104018867

战略合作

中國美雜志

亮辰磁場研究院

WYA世界瑜珈聯盟